ELIMINE A
GORDURA
LOCALIZADA
VÁ DIRETO AO PONTO

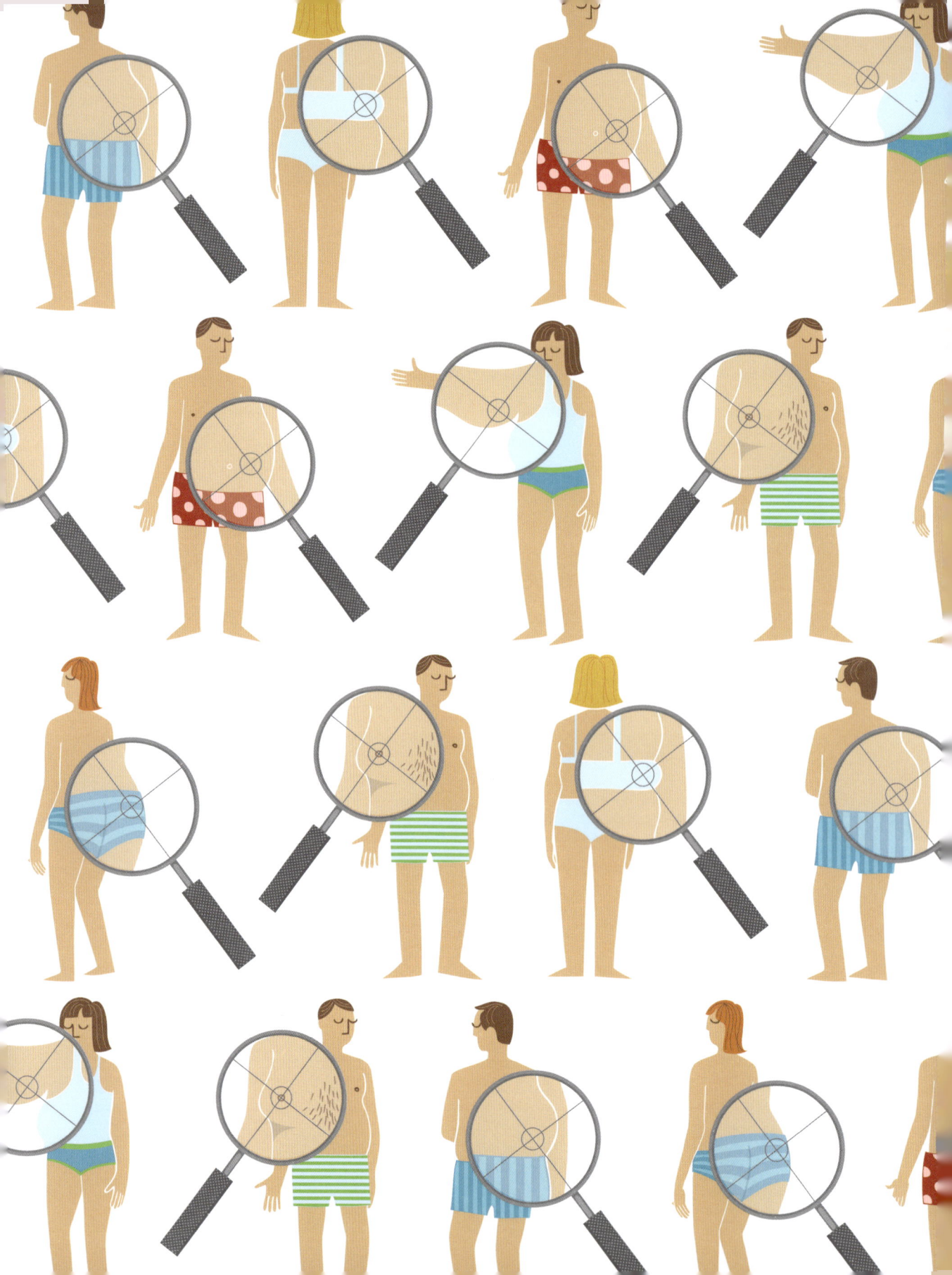

ELIMINE A
GORDURA
LOCALIZADA
VÁ DIRETO AO PONTO

MAX TOMLINSON

Tradução: Márcia Leme

Editora Senac São Paulo – São Paulo – 2016

Para minha mulher, minha família maravilhosa
e meus amigos queridos.

*Na edição brasileira foram inseridas notas de rodapé para explicar algumas informações ao leitor.

PREFÁCIO

A naturopatia é a paixão da minha vida, e a medicina alternativa e complementar (MAC) é minha eterna obsessão. A medicina complementar chegou para ficar, e eu me orgulho da pequena participação que tive nos esforços de torná-la reconhecida pelo que ela é: uma maneira altamente eficaz de manter a saúde.

Este livro foi elaborado com base no famoso programa de redução de gorduras localizadas que eu aplico em minha clínica em Londres. Por mais de 24 anos venho ajudando meus pacientes a ficar mais saudáveis e a perder peso, sendo que a redução das gorduras localizadas é o ponto alto da minha realização profissional – o resultado de anos de estudo e experimentação. Não posso sustentar todas as minhas evidências com experimentos clínicos revistos por pares, métodos duplos-cegos ou controlados por placebo ao mesmo tempo que supero os limites da compreensão de como os hormônios influenciam os depósitos de gordura; mas posso, isso sim, apresentar uma nova metodologia para perder a gordura resistente e para readquirir uma saúde perfeita.

Desenvolvi meu programa de redução de gordura localizada com o objetivo de eliminar os depósitos de gordura estranhas e desproporcionais que eu vinha observando em meus pacientes: homens com boa estrutura física, mas com excesso de gordura armazenada na barriga e nas costas; mulheres jovens que tinham passado por dietas rigorosas e intensa atividade física a fim de eliminar a gordura do bumbum, por exemplo, que só conseguiram emagrecer no peito e no rosto; e mulheres em menopausa com tendência a acumular gordura na barriga e nos braços com o avanço da idade. Passei anos procurando conexões, na literatura médica, que pudessem fornecer pistas que me ajudassem. Então, avanços em um novo tipo de exames de laboratório, chamados exames da medicina funcional, representaram a guinada de que eu precisava e me ajudaram a enxergar um caminho a seguir.

Este livro tem dois objetivos bem claros. O primeiro é ajudá-lo a se livrar de qualquer gordura localizada que você possa ter. Eu quero que você fique saudável, elimine a gordura localizada de uma vez por todas, perca peso e se sinta bem consigo mesmo. Os programas que apresento vão ajudá-lo a restaurar um olhar mais saudável e equilibrado para o seu organismo. Você também vai aprender como desintoxicar sua alimentação e seu estilo de vida a fim de reequilibrar o que só pode ser descrito como um mundo confuso e tóxico com razões açucaradas e gordurosas para adquirir peso. Vou ensiná-lo a cuidar de si mesmo no presente, no "aqui e agora", prevenindo ativamente doenças relacionadas à idade e ao ganho das feias gorduras localizadas.

Meu segundo objetivo é evitar a "conversa fiada". Este livro é simples, fácil de usar e sem recursos artificiais para preencher as páginas. Minhas explicações são objetivas e minhas ferramentas são eficazes. Eu tenho o conhecimento necessário para ajudá-lo a atingir o seu objetivo se você tiver o tempo e a força interior para ouvir, digerir e pôr em prática minhas recomendações. Não vou dar listas intermináveis do que você tem de fazer ou não fazer; em vez disso, espero inspirá-lo a usar sua inteligência e a tomar a iniciativa de seguir meu plano.

Aceite o desafio. O velho ditado de que querer é poder se aplica a esta situação. Dê um passo à frente, aceite a mudança e passe a se ver como uma pessoa nova, cheia de vida e orgulhosa de si mesma.

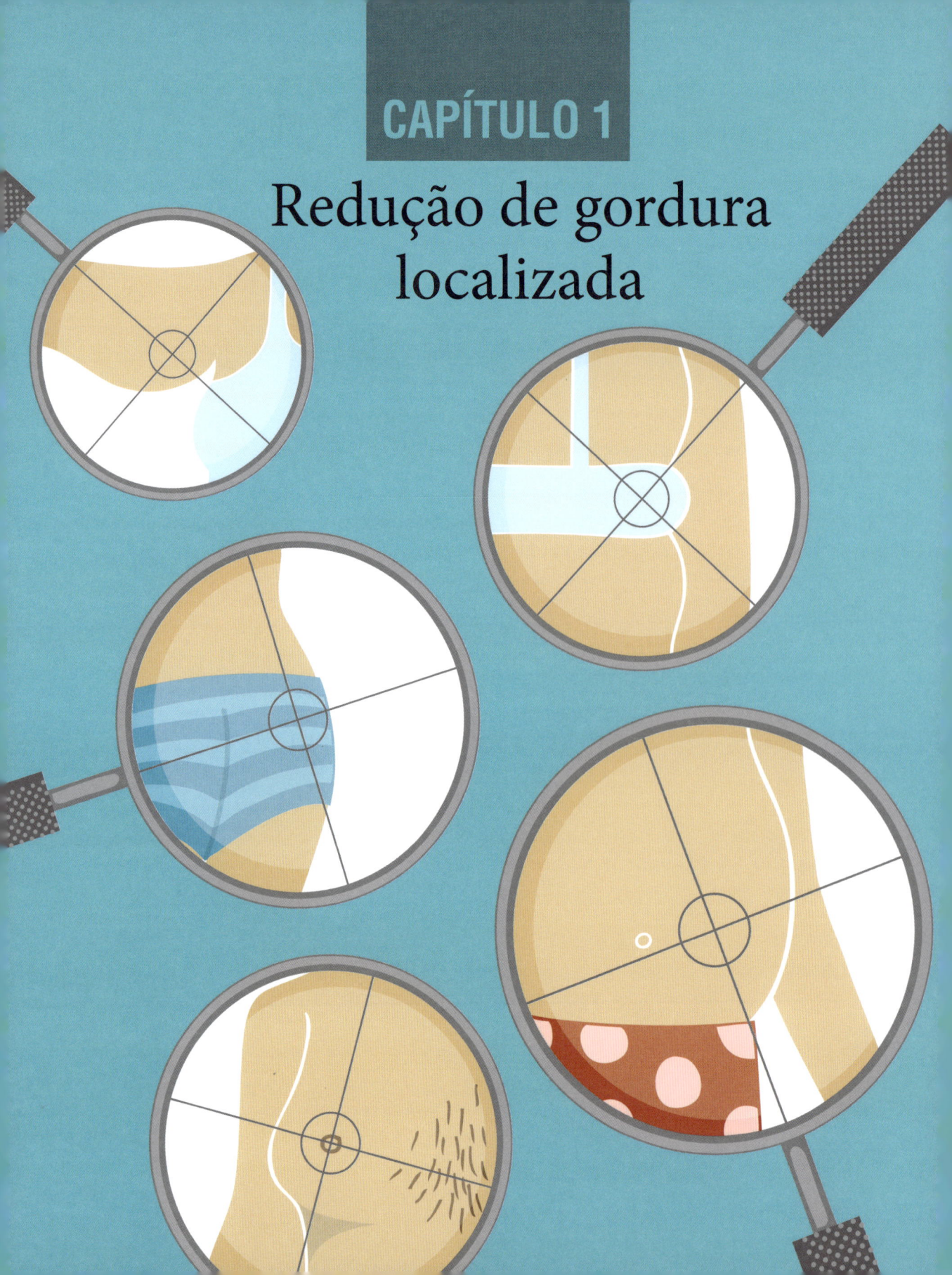

Redução de gordura localizada

Bem-vindo ao primeiro capítulo. Nele, vou apresentar a concepção de redução de gordura localizada e explicar por que a acumulamos em certas áreas do corpo. Eu abordo seis principais pontos de gordura localizada; esses pontos são as áreas que vejo diariamente nos pacientes da minha clínica e com os quais eu posso ajudá-lo:

★ Pneuzinhos – a saliência que salta pelos lados e atrás quando você usa jeans. ♀♂

★ Barriga – uma gordurinha não muito interessante. ♀♂

★ Gordura do sutiã – a gordura que torna difícil encontrar um sutiã que sirva. ♀

★ Gordura do tchau – a gordura flácida que fica pendurada nos seus braços. ♀

★ Coxas e bumbum – coxas gordas e bumbum grande. ♀

★ Gordura peitoral – esta é para os homens. Mamas masculinas. ♂

Agora você se interessou? Você tem uma, ou mesmo duas, dessas gorduras localizadas? Você quer solucionar seus problemas de peso e gordura localizada de uma vez por todas? Então chegou a hora de descobrir por que você tem essas gorduras e aprender como manter o peso e ter boa forma.

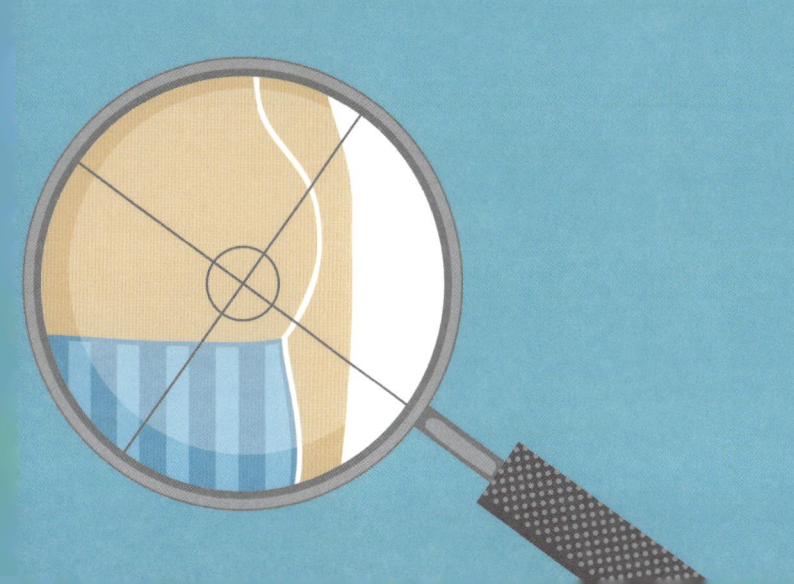

♀ = mulher
♂ = homem

Redução de gordura localizada **O QUE NÃO É**

Antes de seguirmos adiante, precisamos deixar muito clara minha definição de redução de gordura localizada. NÃO se trata de exercitar determinada parte do corpo na academia todos os dias na vã tentativa de eliminar uma gordura específica.

Você pode, por exemplo, estar fazendo muitos abdominais na esperança de conquistar uma barriga tanquinho. Minha sugestão é que você **PARE AGORA MESMO**. Não encontrei nenhuma evidência em minha prática clínica, nem na literatura científica mais atual, nem em academias, que sustente a ideia de que é possível eliminar uma gordura localizada com exercícios. Quero afirmar, desde o início, que não acredito que exista uma maneira de reduzir efetiva ou significativamente a gordura ao redor dos músculos do abdômen exercitando esses músculos; músculo e gordura são tecidos completamente diferentes. Se você estiver cometendo essa loucura, tudo o que vai conseguir é um abdômen tonificado, mas, ainda assim, gordo.

> **"NÃO** se trata de exercitar determinada parte do corpo na academia todos os dias na vã tentativa de eliminar uma parte específica."

Da mesma forma, tenho visto mulheres jovens de coxas grossas fazerem aulas de *spinning* com dedicação máxima, só para acabarem com coxas ainda mais grossas depois de meses de suor e lágrimas. Se analisarmos brevemente o motivo para isso, veremos que o estrogênio, hormônio feminino, promove o acúmulo de gordura nas coxas de mulheres jovens como fonte de energia para uma possível gravidez. Essa gordura localizada, portanto, é perfeitamente natural e muito feminina, quando em proporções adequadas (à medida que a mulher fica mais velha e seus níveis de estrogênio caem, a gordura das pernas e do bumbum migra para a barriga).

PARA PERDER GORDURA LOCALIZADA, É PRECISO FOCAR NA RAZÃO DE ESSA GORDURA ESTAR EM UMA PARTE ESPECÍFICA DO CORPO.

Redução de gordura localizada O QUE É

Meu programa de redução de gordura localizada consiste em fazer você perder uma gordura específica que nenhum outro tipo de dieta, programa de exercícios ou consumo de suplementos conseguiu.

Com base em meus anos de experiência clínica e em exames laboratoriais, cheguei à conclusão de que uma das principais razões que levam muitas pessoas a desenvolverem gordura localizada resistente são as **DISFUNÇÕES HORMONAIS**.

Inúmeros processos do corpo humano são coordenados pelos hormônios, os quais regulam e equilibram o funcionamento de células e órgãos internos. Alguns hormônios produzem efeitos de longo prazo, como os hormônios do crescimento humano (HGH), que controlam o crescimento, e os hormônios sexuais, que causam as mudanças que ocorrem na puberdade. Outros hormônios têm efeitos de curto prazo, como a insulina, que regula a glicose que circula no sangue cada vez que ingerimos algum alimento.

Alguns fisiculturistas e um ou outro atleta desavisado tomam hormônios (esteroides) para aumentar a musculatura. Alguns acabam ficando muito grandes e disformes. Sabemos que os hormônios têm efeito profundo sobre o corpo e podem ajudar a ganhar muita musculatura.

Os hormônios também determinam onde armazenamos gordura; mulheres e homens tendem a desenvolver gordura em diferentes partes do corpo (homens na barriga e mulheres no bumbum). Geralmente, as mulheres têm gordura em uma camada concentrada, chamada gordura subcutânea, que fica logo abaixo da pele, ao passo que os homens têm gordura no interior do abdômen, próximo aos órgãos internos.

> "Pequenas disfunções hormonais, portanto, podem ter grandes consequências para o nosso organismo."

EFEITOS DA DISFUNÇÃO HORMONAL ASAS

A premissa básica deste livro é que, assim como os esteroides criam músculos, outros hormônios, quando em desequilíbrio, podem criar indesejados depósitos de líquido e de gordura em áreas como quadris, pernas e barriga. Li uma pesquisa interessante recentemente sobre os efeitos da privação de sono nos níveis de insulina. Apenas uma hora e meia de sono a menos por noite é suficiente para aumentar os níveis de insulina no organismo. Isso não parece muito importante até você se dar conta de que a insulina provoca o depósito de gordura na barriga. Pequenas disfunções hormonais, portanto, podem ter sérias consequências para o nosso organismo.

A pergunta que você deve estar fazendo agora é por que e como seus hormônios se desequilibram. Para saber de tudo você vai ter de ler este livro até o fim, mas, essencialmente, disfunções hormonais são causadas por uma combinação de má alimentação, fatores decorrentes do estilo de vida, como estresse e poluição ambiental, e falta de exercícios eficazes.

O que exatamente está **ENVOLVIDO?**

Restabelecer o equilíbrio hormonal é elemento essencial para a redução da gordura localizada. A boa notícia é que, nos últimos vinte anos, os avanços nos exames da medicina funcional e nos suplementos nutricionais direcionados me ajudaram tanto a entender que hormônios podem estar em desequilíbrio no corpo como a restabelecer o seu equilíbrio. Esses mesmos avanços também me deram ferramentas para ajudar a combater o depósito de gordura em locais específicos do corpo. Estamos vivendo no melhor momento para atacar a gordura localizada.

O QUE É EXAME DA MEDICINA FUNCIONAL?

A melhor definição para medicina funcional é medicina personalizada (específica para cada indivíduo) que lida principalmente com a prevenção de doenças. Os praticantes dessa nova forma de medicina estudam as causas que estão por trás de uma doença em vez de simplesmente alterar ou amenizar os sinais e sintomas aparentes. Os adeptos dessa vertente usam exames modernos e científicos da medicina funcional para analisar o que exatamente está errado com seus pacientes. Na minha clínica de Londres, peço exames de sangue, urina e saliva para esclarecer como está funcionando uma glândula, um sistema ou um órgão do paciente. Com a ajuda dos exames da medicina funcional, tenho uma visão clara da saúde do meu paciente antes que uma doença se desenvolva. Isso me permite intervir com medicamentos naturais para tratar um órgão ou uma glândula que não está funcionando como deveria. Um exemplo desse tipo de intervenção é a combinação de vitaminas, minerais e ervas medicinais que eu prescreveria para um paciente com problemas na tireoide se algum desses exames revelasse que a sua tireoide não estava funcionando com 100% de sua capacidade.

> "Desenvolvi alguns questionários simples e maravilhosamente eficientes que vão permitir a você avaliar com precisão o seu estado de saúde em relação a suas gorduras localizadas."

Uma vez que exames de laboratório são caros e não são facilmente acessíveis, desenvolvi alguns questionários simples e maravilhosamente eficientes no capítulo 3 que vão permitir a você avaliar com precisão o seu estado de saúde em relação a suas gorduras localizadas. Tenha certeza de que, embora o processo de diagnóstico neste livro possa empregar métodos diferentes dos exames que uso na minha clínica, ainda assim vamos à raiz do seu problema e enfrentar suas gorduras localizadas eficazmente. Levei dez anos para aperfeiçoar esses questionários e eu os tenho usado com inúmeros pacientes. Eles avaliam os sintomas mais comuns que representam a disfunção específica que pode ser a causa de sua gordura localizada.

O QUE SÃO SUPLEMENTOS NUTRICIONAIS DIRECIONADOS?

A maioria de nós está familiarizada com suplementos vitamínicos e minerais, e, provavelmente, gastamos grande parte do nosso rico dinheiro com os últimos lançamentos de suplementos "milagrosos" que "temos de comprar" ou que são elogiados por alguma celebridade. Tendemos a escolher suplementos aleatoriamente, sem saber se eles são realmente benéficos para o nosso organismo.

O que você vai descobrir neste livro é que a ciência nutricional e o uso de suplementação avançaram a ponto de tornar possível garantir que uma combinação específica de nutrientes em um suplemento trará uma melhoria objetiva da sua saúde: ervas, vitaminas, minerais e outros componentes naturais podem todos ser combinados para criar um efeito curativo positivo em seu organismo. Um bom exemplo disso é a eficaz combinação de tirosina, *kelp,*[1] vitaminas do complexo B e cobre que uso para combater a tireoide preguiçosa, que está associada à gordura do sutiã.

Estou na vanguarda dessa nova ciência nutricional há muitos anos e meus pacientes vêm colhendo os seus benefícios diariamente. Se seguir à risca as recomendações que apresento neste livro, você também poderá ter êxito.

Embora o equilíbrio hormonal seja fundamental, não significa que seja o suficiente para eliminar sua gordura localizada. O que indico é um método de três frentes para atacar suas gorduras localizadas: exercícios físicos direcionados, alimentação correta e consumo de suplementos específicos.

---

1   Espécie de alga comestível da qual faz parte o Kombu ou Arame, populares em preparações culinárias no Japão. (N. do E.)

EXERCÍCIOS PERSONALIZADOS

Se você entra em pânico só de pensar em ter de suar horas na academia para entrar em forma, relaxe. Sou adepto convicto de exercícios inteligentes e não puxados, ou seja, o que se deve é seguir uma rotina de exercícios cuidadosamente planejados e personalizados. Na verdade, como mencionei, alguns exercícios intensos podem acabar aumentando sua gordura localizada (ver boxe abaixo, à esquerda).

Um amigo meu, *personal trainer* de celebridades em Nova York, afirma que o melhor exercício é aquele que você faz; por isso, está na hora de voltar a se divertir durante a prática de exercícios. Eu quero que você queira se exercitar, que veja os benefícios e se maravilhe com as mudanças que exercícios direcionados podem propiciar. É bem simples: vou pedir que siga um programa de exercícios eficaz e planejado profissionalmente, o qual funciona em combinação com meu plano de alimentação saudável e de consumo de suplementos nutricionais específicos que vão ajudá-lo a acabar com sua gordura localizada.

Se isso parece fácil demais, então vamos encarar a realidade: você vai precisar fazer os exercícios para perceber alguma diferença em seu corpo.

TOME CUIDADO

Alguns exercícios muito intensos podem aumentar sua gordura localizada. Por exemplo, se você tem coxas grossas e bumbum grande, talvez mergulhe em aulas de bike para perder peso, mas vai acabar com coxas ainda maiores, uma vez que os músculos da coxa vão aumentar e haverá um depósito de gordura no local para servir de fonte de energia para o exercício. E se você correr por mais de 45 minutos, talvez ganhe gordura na barriga, uma vez que o organismo libera cortisol em resposta ao estresse da corrida, o que, por sua vez, diminui o ritmo da sua tireoide. Será que você já passou por isso?

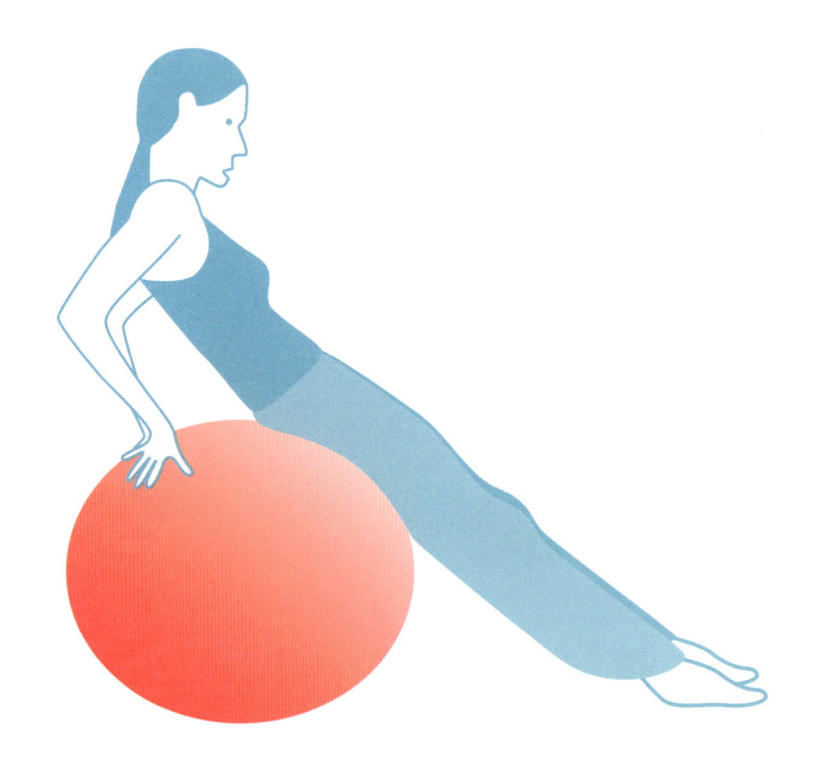

POR QUE MUDAR MINHA ALIMENTAÇÃO?

Naturopatas como eu gostam de alterar os hábitos alimentares não saudáveis, perigosos e engordativos que muitos geralmente têm. Uma das consequências comuns da mudança de padrões precários de alimentação é o retorno a um peso saudável e a um corpo em forma.

No capítulo 5, adaptei a maioria de meus planos de alimentação para a redução de gordura localizada com base na extremamente saudável cozinha mediterrânea, com ajustes específicos a cada tipo de gordura. Você está prestes a embarcar em uma experiência culinária saborosa, saudável e variada que foca na redução do consumo de carne, pão branco, açúcar e sal. Além de nenhuma das mudanças de alimentação ser muito difícil, elas vão beneficiar sua saúde e seu bem-estar de modo geral.

A propósito, você deve ter percebido que evito a palavra "dieta". Faço isso intencionalmente, uma vez que ela foi sequestrada pela indústria de perda de peso e costuma ser relacionada à alimentação restritiva e à perda de peso radical (que é, no final das contas, temporária).

Meus planos alimentares não têm o objetivo de fazer você perder peso drasticamente, e sim de mudar a maneira como se alimenta para que tenha uma vida mais saudável, ativa e plena. Espero que fique tão inspirado por essa nova forma de alimentação que nunca mais volte aos velhos hábitos, o que é uma coisa positiva, uma vez que sua nova alimentação vai ajudá-lo a eliminar a gordura localizada – para sempre.

Portanto, a redução de gordura localizada trata-se de diminuir uma área específica de seu corpo em que há gordura depositada, equilibrando seus hormônios com suplementos nutricionais, melhorando sua saúde geral com um programa de alimentação saudável e fazendo exercícios personalizados para remodelar o seu corpo.

Nas páginas seguintes será explicado detalhadamente quais hormônios afetam cada parte do seu corpo. Leia com atenção. Quero que você compreenda bem o que o levou a ganhar peso.

O DICIONÁRIO HOUAISS DA LÍNGUA PORTUGUESA define a palavra "dieta" como:

Dieta[2] (*subs.*) cota habitual de alimentos sólidos e líquidos que uma pessoa ingere.

Ainda segundo o **DICIONÁRIO HOUAISS:**
Dieta[5] (*subs.*) tipo de alimentação ou preceitos alimentares característicos de certas regiões ou de grupos étnicos, religiosos, etc.
Perda de peso não é mencionada nessas acepções!

As seis GORDURAS LOCALIZADAS

Agora é hora de individualizar a leitura e descobrir quais das diferentes gorduras localizadas você tem. São resumos simplificados das principais razões para cada gordura localizada específica (hormônios específicos e suas funções são tratados no capítulo 2).

PNEUZINHOS ♀♂

Se você tem uma quantidade excessiva de gordura acima dos quadris, isso indica que há um problema de **INSULINA** e que seu organismo precisa de ajuda para processar os carboidratos e os açúcares que você ingere.

Os carboidratos de alimentos como arroz são quebrados pelo seu sistema digestivo em açúcar simples, ou seja, glicose, que circula pelo sangue e fornece energia a cada uma das células do sangue para dar pique ao seu dia a dia. Em condições normais, o hormônio insulina regula os níveis de glicose no sangue (a quantidade de glicose em sua corrente sanguínea) e desvia os excessos de glicose para o fígado e para os músculos, onde serão armazenados como glicogênio, um reservatório de energia para futuras necessidades energéticas.

Porém, a alimentação moderna, rica em açúcar, geralmente leva a uma condição chamada resistência à insulina, em que a insulina não controla adequadamente os açúcares no sangue e não armazena a glicose de maneira adequada. Isso resulta em taxa elevada desse hormônio, pois o organismo produz mais insulina em uma tentativa de controlar o excesso de glicose na corrente sanguínea. Esse hormônio em taxa elevada faz com que a gordura seja depositada em células adiposas. Resistência à insulina prolongada é potencialmente perigosa e pode causar diabetes tipo 2, ou diabetes tardia, e ovários policísticos. Ela também pode causar doenças cardíacas.

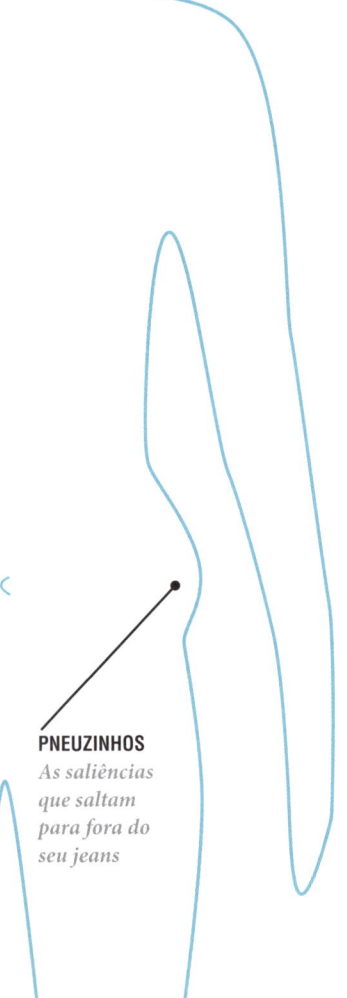

PNEUZINHOS
As saliências que saltam para fora do seu jeans

> ### VOCÊ SABIA?
>
> O açúcar corresponde a uma parcela significativa da nossa alimentação, por mais que tentemos evitá-lo. Uma pessoa consome em média 30 colheres de chá de açúcar por dia. Para os naturopatas, parte do problema é que muita gente não percebe que está ingerindo açúcares escondidos. Pode haver grande quantidade de açúcar em alimentos que você considera saudáveis. Feijão enlatado, suco de laranja e iogurtes saborizados são exemplos de alimentos que contêm açúcares escondidos.

BARRIGA ♀♂

Se você tem excesso de gordura na barriga, é sinal de que tem algum problema com as glândulas adrenais e a produção de **CORTISOL**.

As glândulas adrenais produzem os hormônios adrenalina e cortisol quando nos vemos em situações de estresse. A adrenalina desencadeia uma reação primitiva chamada luta ou fuga: aumenta a pressão sanguínea, irriga músculos e cérebro com mais sangue, o que ajuda a reagir mais rapidamente; eleva o ritmo cardíaco e acelera a respiração. Ela faz aumentar, ainda, o fluxo de glicose, proteínas e gorduras na corrente sanguínea para você poder lidar com a situação crítica e ter energia nos músculos caso precise fugir de algo. Essas reações não têm nenhum problema para curtas crises de estresse ou de atividade intensa; o perigo é quando há longos períodos de estresse e as glândulas adrenais começam a liberar cortisol, em vez de adrenalina. Níveis elevados de cortisol por um longo período de tempo podem causar envelhecimento precoce, depósito de gordura na barriga, perda de massa muscular e massa óssea, doenças cardíacas e até danos cerebrais. Meu interesse pela gordura da barriga começou quando descobri que ela está fortemente relacionada a problemas associados à obesidade, como enfarto e derrame.

Além disso, glicose em níveis elevados por muito tempo faz com que sejam liberados altos níveis de insulina, o que resulta em excesso de glicose armazenada como gordura (de sobra). Portanto, o estresse pode fazer você ficar gordo e doente! Essa é uma gordura localizada que todos temos de levar muito a sério.

VOCÊ SABIA?

Estima-se que todos os anos milhões de pessoas na Europa e nos Estados Unidos sofram tanto estresse no trabalho que acabam adoecendo, o que resulta em muitos dias de trabalho perdidos. Considerando que o trabalho é apenas uma das fontes de estresse, a real magnitude do problema referente ao estresse adrenal na sociedade moderna é realmente muito preocupante.

A fadiga adrenal é um termo que abrange uma vasta lista de sintomas não específicos: cansaço, irritabilidade, tontura ao levantar-se, falta de libido, dificuldade de concentração, falta de sono e problemas digestivos. Um exame de sangue padrão para detectar o funcionamento das glândulas adrenais pode apresentar um resultado normal mesmo quando essas glândulas estão com funcionamento subótimo.

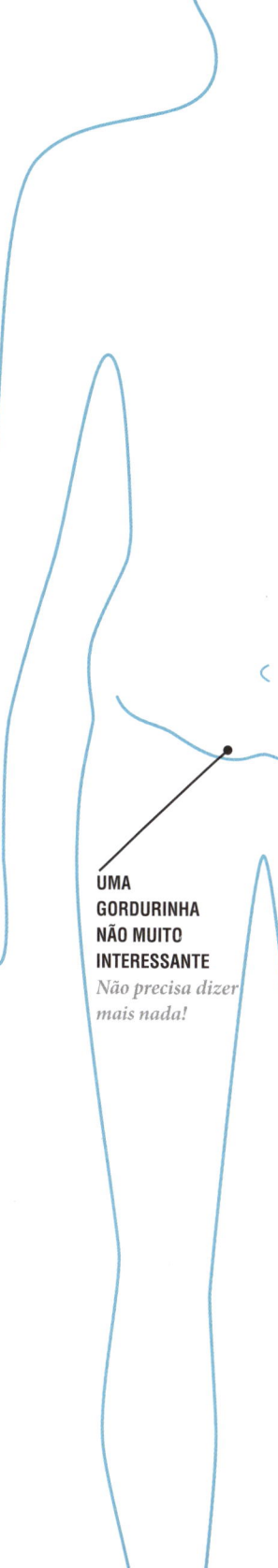

UMA GORDURINHA NÃO MUITO INTERESSANTE
Não precisa dizer mais nada!

**GORDURA
DO SUTIÃ**

*A gordura que
dificulta encontrar
um sutiã que sirva*

GORDURA DO SUTIÃ ♀

Se você tem excesso de gordura na parte superior das costas, que se pronuncia pelas alças do sutiã, é provável que tenha a tireoide preguiçosa. Essa glândula secreta dois hormônios: **TIROXINA (T4)** e **TRI-IODOTIRONINA (T3)**, que comandam o seu ritmo metabólico – a velocidade com que você queima as calorias que ingere.

Todos conhecemos pessoas que podem comer de tudo e não engordam. A tireoide dessas pessoas tem um funcionamento excelente. O oposto também é verdadeiro: há pessoas que passam a vida almoçando algumas folhas de alface e não conseguem perder um quilo sequer. O hipotireoidismo (insuficiência da tireoide) é uma condição que vem crescendo, e muitas vezes não é corretamente diagnosticado pela medicina moderna em razão da natureza limitada dos exames de sangue padrão comumente realizados. O hipotireoidismo pode causar depósito de gordura nas costas, ganho de peso, fadiga, depressão, baixa temperatura corporal, constipação, perda de memória e dificuldade de concentração. Responda ao meu questionário no capítulo 3 e faça o teste de Barnes no capítulo 5 para descobrir como sua tireoide está funcionando.

VOCÊ SABIA?

Estima-se que pelo menos 1 em cada 50 pessoas tenha algum problema de saúde relacionado ao mau funcionamento da tireoide. Pesquisa publicada em 2010 pela University of Exeter e pela Peninsula Medical School, dos Estados Unidos, relaciona um produto químico encontrado em panelas antiaderentes e em tecidos impermeáveis a problemas da tireoide. Os pesquisadores descobriram que concentrações elevadas de ácido perfluorooctanoico (PFOA) no sangue têm ligação com as taxas de doenças relacionadas à tireoide. O PFOA é um produto químico sintético muito estável usado por ser resistente a calor, água, gordura e manchas. Ele é usado na fabricação de utensílios domésticos e itens industriais, incluindo panelas antiaderentes e roupas, tapetes, sofás e cortinas resistentes a chamas e à prova d'água.

GORDURA
DO TCHAU

*A gordura que
fica pendurada
no seu braço*

GORDURA DO TCHAU ♀

Se você tem muita gordura em seus tríceps (a parte de trás dos braços), conhecida como gordura do tchau, talvez tenha níveis baixos de **TESTOSTERONA**. Esse hormônio poderoso, que é produzido por homens e mulheres (nas mulheres em quantidades menores), é responsável por, entre outras características, músculos maiores e definidos e poucos depósitos de gordura no corpo.

Infelizmente, os níveis de testosterona estão baixando tanto em homens como em mulheres em razão dos efeitos do estresse sobre a produção de testosterona e de uma dieta pobre em vitaminas, minerais e ácidos graxos. O estresse baixa a taxa de testosterona quando o corpo usa a pregnenolona (o material básico que ele usa para produzir outros hormônios) para produzir cortisol, o principal hormônio do estresse, em vez de produzir testosterona. Taxa elevada de cortisol, assim, diminui a quantidade de testosterona disponível no organismo. Em mulheres, isso geralmente resulta na gordura do tchau. Tenho visto em meu consultório mulheres perderem centímetros de gordura dos braços depois de aderirem a meu programa de redução de gordura localizada, que delicadamente acelera a produção de androgênios (testosterona).

VOCÊ SABIA?

Baixos níveis de testosterona podem impactar negativamente a saúde. Pesquisas sugerem que mulheres com baixos níveis de testosterona são mais suscetíveis a enfartos. Um estudo sobre mulheres na pós-menopausa publicado em 2003 no *European Journal of Endocrinology* descobriu que mulheres com aterosclerose (endurecimento das artérias) tinham níveis de testosterona significativamente mais baixos que aquelas que não tinham a doença. Estudos também demonstraram que alguns tratamentos que as mulheres fazem para controlar sintomas do climatério, como terapia de reposição hormonal e pílulas anticoncepcionais de baixa dose, podem na verdade privar o corpo de testosterona. Quando esses tratamentos são metabolizados via oral, são sintetizados pelo fígado, o qual produz uma proteína que se conecta à testosterona, causando uma deficiência.

COXAS E BUMBUM ♀

Se você tem gordura excessiva e desproporcional nas coxas e no bumbum, isso indica que você tem um problema de excesso de **ESTROGÊNIO**.

O estrogênio é um dos principais hormônios femininos (embora homens também o produzam em pouca quantidade). Ele promove o depósito natural de gordura na parte superior das pernas e nos glúteos, o que, quando proporcional, indica fertilidade. O problema é que hoje estamos expostos a elevados níveis de estrogênios naturais e sintéticos no ambiente. Produtos químicos sintéticos semelhantes a esse hormônio estão em produtos do cotidiano, como garrafas plásticas de água e revestimentos antiaderentes, e imitam a ação do estrogênio em nosso organismo. Pílulas anticoncepcionais à base desse hormônio e terapias de reposição hormonal (TRHs) também colaboram para o excesso de estrogênio e influenciam na criação dessa gordura. Suas pernas roçam uma na outra quando você caminha? Você tem problema para achar um jeans que sirva? Então está na hora de eliminar essa gordura localizada.

COXAS E BUMBUM
Gordura excessiva nessa região dificulta a prática de exercícios

VOCÊ SABIA?

Tomar mais que duas xícaras[2] de café por dia pode acelerar os níveis de estrogênio nas mulheres, exacerbando essa gordura. Um estudo realizado em 2001 descobriu que mulheres que consumiram mais de uma xícara de café por dia tiveram seus níveis de estrogênio significativamente elevados. Mulheres que consumiam pelo menos quatro ou cinco xícaras de café tinham quase 70% mais estrogênio durante a primeira fase de seu ciclo menstrual do que aquelas que não consumiam mais de uma xícara de café por dia.

---

2   Nos Estados Unidos, uma xícara tem 240 ml. Portanto, o valor considerado aqui (aproximadamente 500 ml) seria equivalente a 8-10 xícaras de café por dia. (N. do E.)

GORDURA PEITORAL ♂

Se você é homem e tem excesso de gordura no peito (seios), provavelmente está com baixos níveis de **TESTOSTERONA**.

A testosterona é responsável por algumas características masculinas, como músculos maiores e bem definidos, menos gordura e voz grave. Ela também faz muitos homens se sentirem com 3 metros de altura e à prova de balas. Infelizmente, conforme envelhece, o homem converte parte da testosterona que ele ainda está produzindo em estrogênio, o hormônio feminino responsável pelo armazenamento de gordura. Os homens também podem produzir estrogênio em suas células adiposas, o que significa que, conforme envelhecem e ganham peso, produzem mais estrogênio, enquanto seus níveis de testosterona já estão diminuindo naturalmente.

Então, se sua gordura o está deixando feminino, está na hora de começar a fazer exercícios que acelerem a produção de testosterona, comer melhor e trabalhar comigo para restabelecer a sensação de virilidade em sua vida!

GORDURA PEITORAL
Seios masculinos nada bonitos

VOCÊ SABIA?

Adoro esse tipo de pesquisa que desenterro: cientistas descobriram que a excitação de dirigir um carro esporte em alta velocidade faz o corpo produzir mais testosterona. Os pesquisadores recrutaram 39 homens jovens para dirigir um carro esporte por uma hora. Exames na saliva desses participantes mostraram elevação significativa em seus níveis de testosterona depois que eles dirigiam o carro, principalmente se o fizessem por caminhos com muitas mulheres admirando.

Se você é fã de esportes, pode achar interessante saber que times que jogam com uniformes vermelhos têm vantagem sobre seus oponentes, pois a cor vermelha pode estimular a produção de testosterona.

Apresento os **RECEPTORES ALFA-2**

Agora que já apresentei as gorduras localizadas específicas e expliquei por que acredito que alguns armazenam gordura em uma ou mais áreas do corpo, espero que você esteja começando a entender como os hormônios podem afetar o armazenamento de gordura no corpo. Mas sabe-se de mais um fator que influencia a maneira como acumulamos gordura na barriga, na cintura, nas coxas e nos glúteos.

Os hormônios não são os únicos elementos químicos do nosso corpo que influenciam o ganho ou a perda de peso. Quero apresentar a vocês os receptores. Um receptor pode ser comparado a uma fechadura a que uma chave (um hormônio) se ajusta. Receptores e hormônios trabalham juntos para desencadear mudanças e ações no nosso corpo. O curioso é que alguns receptores promovem a quebra de gordura quando ativados por algum hormônio, ao passo que outros bloqueiam essa quebra de gordura.

A CILADA ALFA

De maneira simplificada, algumas áreas gordurosas do corpo têm mais receptores que bloqueiam a quebra de gordura do que receptores que a promovem. Estamos interessados nos receptores alfa-2, uma vez que eles são antilipolíticos (em outras palavras, eles retardam a quebra de gordura, o que não é nada bom). Áreas de gordura resistente têm alta concentração de receptores alfa-2, o que torna ainda mais difícil para o organismo eliminar a gordura dessas áreas. E quanto mais gordo você estiver, mais receptores alfa-2 você terá. Isso é conhecido como cilada do alfa-2 elevado.

Célula secretora

Vaso sanguíneo

Hormônio

Não é uma célula-alvo (não tem receptores)

A CIRCULAÇÃO É VITAL

Toque o lado do seu tórax. Sua pele nesse local está macia e morna? Agora toque seus glúteos, seus quadris e suas coxas. Estão gelados? Isso indica que o sangue não está circulando muito bem pelos depósitos de gordura. Isso é importante porque é a corrente sanguínea que transporta os hormônios e os elementos químicos naturais que ajudam a quebrar a gordura no organismo. O fluxo de sangue ao longo desses depósitos também é importante porque tira a gordura de uma célula adiposa e a leva para ser queimada em outra parte do corpo.

A SOLUÇÃO

Para as gorduras localizadas que são afetadas pela cilada do alfa-2 elevado, recomendo um plano de exercícios específico que promove a melhora da circulação e, em alguns casos, suplementos naturais para a queima de gordura. Portanto, se sua gordura localizada for **BARRIGA, PNEUZINHOS** ou **COXAS E BUMBUM**, o que você tem de fazer é aderir ao seu programa específico de gordura localizada com determinação de leão.

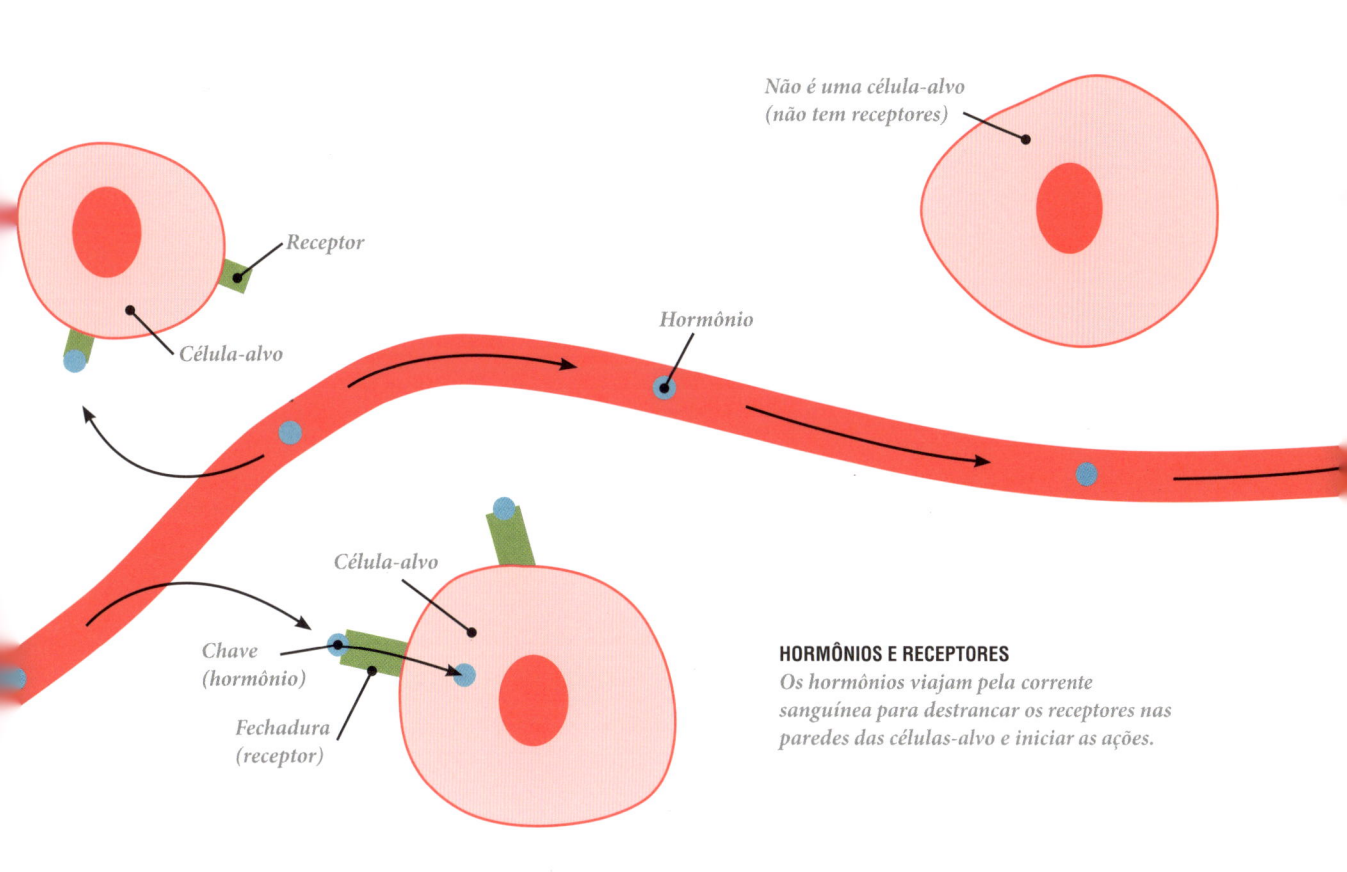

Não é uma célula-alvo (não tem receptores)

Receptor

Hormônio

Célula-alvo

Célula-alvo

Chave (hormônio)

Fechadura (receptor)

HORMÔNIOS E RECEPTORES
Os hormônios viajam pela corrente sanguínea para destrancar os receptores nas paredes das células-alvo e iniciar as ações.

CAPÍTULO 2

Curso intensivo sobre hormônios

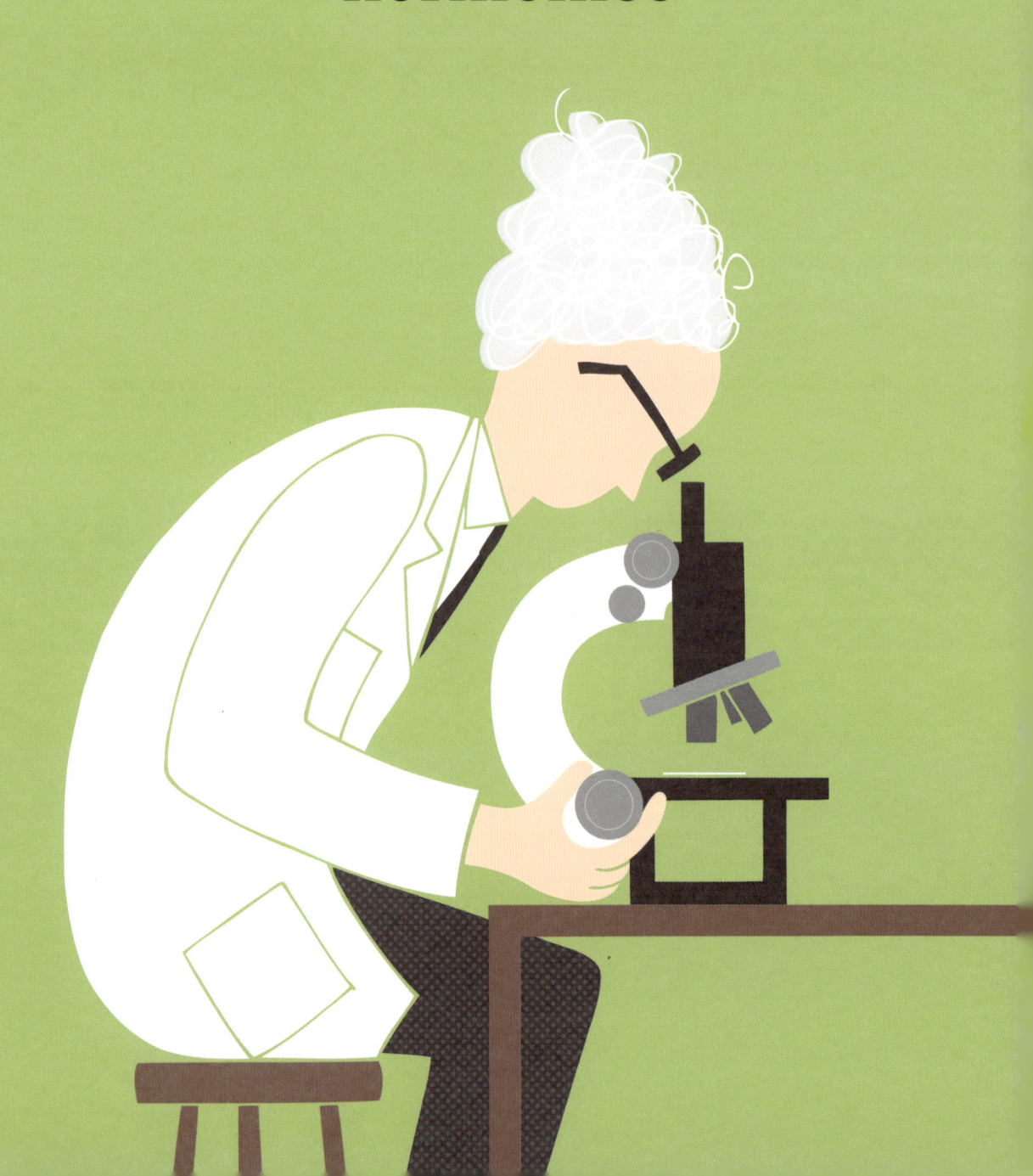

Os hormônios têm uma grande influência sobre onde e como você armazena gordura. Passei muitas e, confesso, um pouco entediantes horas analisando estudos científicos que provam esse argumento. Quando comecei a clinicar, quase vinte anos atrás, estudos nesse sentido eram raros, mas o interesse pelo tema cresceu na comunidade científica e agora disponho de evidências clínicas claras que indicam, por exemplo, que o cortisol e a insulina promovem o depósito de gordura e que a testosterona estimula a perda de peso. Pesquisas sobre disfunções hormonais agora mostram com clareza que distúrbios nos níveis hormonais afetam diretamente a distribuição de gordura no corpo. Este capítulo tem como base essa premissa e destaca quaisquer disfunções hormonais que você possa apresentar.

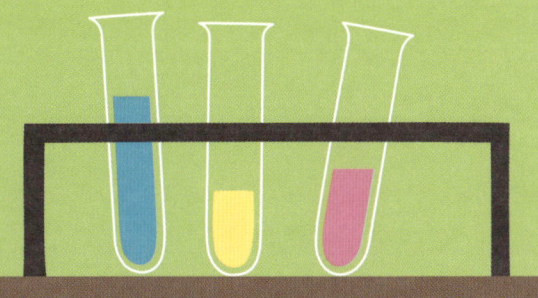

O QUE SÃO HORMÔNIOS?

Hormônios são, essencialmente, mensageiros químicos feitos em um grupo de glândulas e órgãos conhecido coletivamente como sistema endócrino, de onde são enviados para o corpo. O sistema endócrino, junto ao sistema nervoso, controla e regula todo o funcionamento interno do organismo. Os hormônios produzidos por esse grupo de áreas endócrinas influenciam e ajustam todo um exército de reações químicas e físicas em resposta ao que acontece dentro e fora do corpo.

Nos seres humanos, as glândulas endócrinas mais importantes são o hipotálamo, a pituitária, a pineal, a tireoide, a paratireoide, as adrenais, as ilhotas de Langerhans (no pâncreas), os ovários e os testículos. Quando os vários hormônios são lançados na corrente sanguínea dessas glândulas e desses órgãos específicos, eles são designados para funções essenciais, como manter normais os níveis de glicose no sangue e controlar o ciclo menstrual.

COMO OS HORMÔNIOS FUNCIONAM?

Os hormônios transportam sinais vitais de uma célula para outra. A maioria dos hormônios age nas células aderindo a um receptor na parede celular ou no interior da célula. Esse é o cenário de fechadura (receptor) e chave (hormônio) que mencionei no capítulo 1 (p. 20). A interação entre hormônio e receptor desencadeia mudanças no interior da célula que facilitam a vida, o crescimento e a imunidade, e controlam as reações de estímulos, como ao frio ou a uma sessão intensa de exercícios. Portanto, os hormônios permitem que nos adaptemos, mudemos e nos ajustemos de acordo com o ambiente interno e externo.

A secreção hormonal é cuidadosamente regulada pelo sistema endócrino, de forma que apenas a quantidade certa de um hormônio é liberada no sangue para realizar determinada ação. A quantidade incorreta de um hormônio, no entanto, pode causar problemas significativos no organismo.

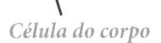

Vaso sanguíneo

Célula do corpo

Hormônios

Em crianças, por exemplo, o HGH é projetado para coordenar o amadurecimento e o crescimento. Quantidades excessivas desse hormônio podem fazer a criança se tornar um adulto gigante; pouca quantidade dele faz a criança parar de crescer antes da hora. Alguns hormônios são liberados em pequenas doses, como a insulina, que é produzida cada vez que você digere uma refeição inteira ou um lanchinho. Outros hormônios são produzidos em ciclos, como a progesterona na mulher, que ajuda a regular o ciclo menstrual mensalmente. Manter seus hormônios em equilíbrio e seu sistema hormonal em bom funcionamento é um dos fatores mais importantes para ter saúde, jovialidade, peso normal e boa forma.

Leia a frase a seguir com muita atenção. Ela é uma das coisas mais importantes deste livro:

> ## "Os hormônios exercem grande influência na distribuição da gordura corporal."

Espero que agora você entenda a importância dos hormônios para a vida, a saúde e um corpo proporcional. Nosso sistema endócrino se empenha para nos manter vivos, saudáveis e em equilíbrio o tempo todo. O termo médico para isso é homeostase. Disfunções hormonais, por outro lado, podem levar a ganho de peso em áreas específicas do corpo. Vou explicar, nas páginas a seguir, como isso pode acontecer.

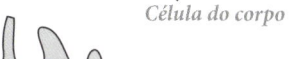

Vaso sanguíneo

SECREÇÃO HORMONAL
Os hormônios liberados na corrente sanguínea de diferentes áreas endócrinas emitem sinais de um ponto a outro do organismo.

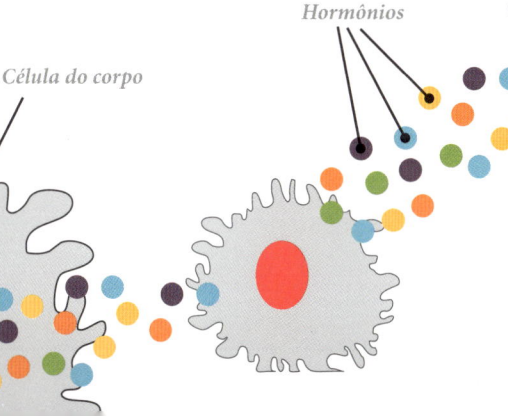

Hormônios

Célula do corpo

Célula do corpo

INSULINA
... afeta os pneuzinhos ♀ ♂

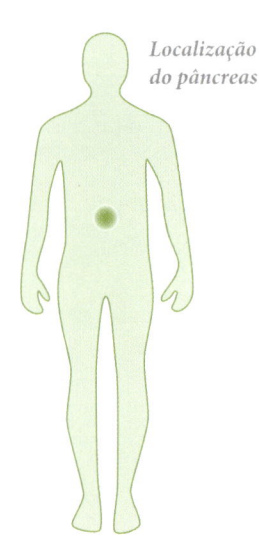

Localização do pâncreas

A insulina é produzida no pâncreas e transporta a glicose – a principal fonte de energia para o funcionamento do cérebro e do corpo – da corrente sanguínea até as células. A insulina é um hormônio importante e é fundamental para direcionar a energia necessária para cada uma das células do nosso organismo; sem ela, nossas células iriam simplesmente morrer de inanição.

QUAL A FUNÇÃO DA INSULINA NO ORGANISMO?

O alimento que ingerimos é transformado em glicose, um açúcar simples, pela digestão. As principais fontes de glicose são os carboidratos, como pão, arroz e batata. O papel da insulina é extremamente importante: ela é o único hormônio que remove a glicose da corrente sanguínea e a leva até as células, onde é usada como energia. Qualquer excesso de glicose de que as células não precisem é desviado, pela insulina, para as células do fígado, onde será armazenado como glicogênio. Quando seus níveis de glicose ou de açúcar no sangue estão baixos (tenho certeza de que você conhece os sintomas: tremor, irritabilidade e sudorese leve), o pâncreas libera outro hormônio, o glucagon, que faz o contrário da insulina: libera o glicogênio armazenado no fígado para aumentar os níveis de glicose no sangue.

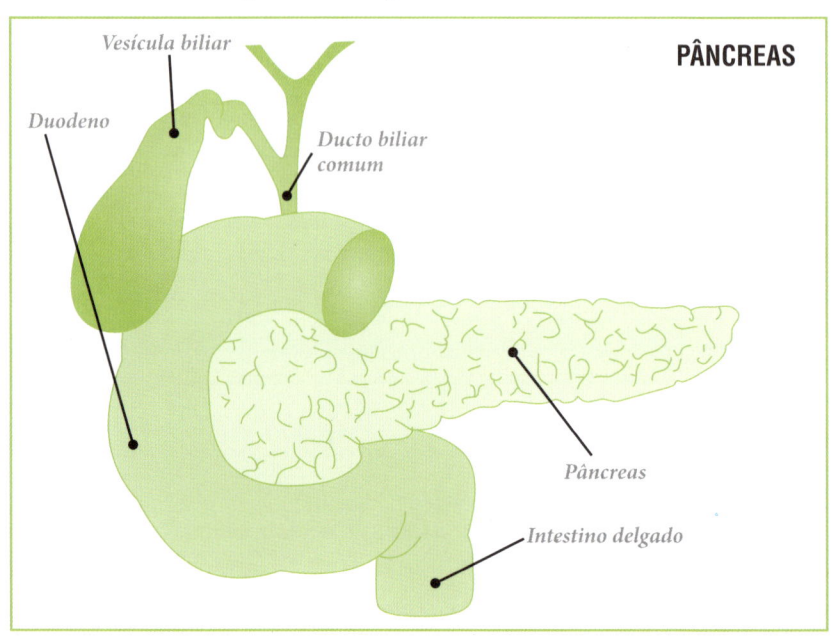

PÂNCREAS

Vesícula biliar

Duodeno

Ducto biliar comum

Pâncreas

Intestino delgado

O QUE ACONTECE QUANDO ESSE HORMÔNIO ESTÁ EM DESEQUILÍBRIO?

Conforme envelhecemos, nossos níveis de insulina aumentam, e isso pode causar problemas e desequilíbrios no organismo, resultando em pneuzinhos, depósitos de gordura nas artérias e até enfartos. Resumidamente, são os níveis elevados de insulina que podem estar fazendo você ficar gordo, acelerando seu envelhecimento e levando a uma condição chamada resistência à insulina. A resistência à insulina ocorre quando a quantidade normal de insulina produzida pelo pâncreas não é suficiente para transferir a glicose da corrente sanguínea para as células. O pâncreas, então, produz cada vez mais insulina em uma vã tentativa de levar energia para as células. Essa condição, se não for tratada, pode resultar em inúmeros problemas de saúde, como lipídios (colesterol e triglicerídeos) em quantidade anormal no sangue, pressão alta e obesidade, todos fatores de risco para o desenvolvimento de doenças coronarianas. Sem tratamento adequado, os níveis elevados de insulina podem progredir para diabetes tipo 2 (diabetes tardia).

COMO O EQUILÍBRIO DA INSULINA PODE AJUDAR A PERDER PESO?

O segredo para reduzir seus pneuzinhos é regular e equilibrar a taxa de insulina e de glicose no sangue de maneira que ela não seja nem muito elevada nem muito baixa. Incluí canela na sua lista de suplementos (no capítulo 5) como resultado de uma pesquisa publicada em maio de 2010 pelo *Journal of Diabetes* (ver "Fontes e endereços úteis", p. 157), a qual afirma que em estudos com humanos constatou- -se que a especiaria é muito benéfica em casos de resistência à insulina e perda de peso.

VOCÊ SABIA?

Existe outro hormônio que pode influenciar os níveis de glicose no sangue. A adrenalina, que é secretada como resposta a situações de estresse, estimula a liberação do glicogênio que estava armazenado, de modo a propiciar um aumento rápido de glicose a fim de atender à demanda por energia exigida pelo organismo para enfrentar uma situação de perigo. Isso, por sua vez, faz o pâncreas temporariamente trabalhar mais para liberar insulina suficiente para lidar com o excesso de glicose no sangue.

É interessante observar que, durante períodos prolongados de estresse, no entanto, a produção do hormônio adrenal cortisol aumenta e eleva a taxa de glicose no sangue (o hormônio adrenalina fornece a você uma rápida onda de energia, mas não necessariamente impacta os níveis de glicose, ao passo que uma das funções do cortisol é aumentar os níveis de glicose no sangue suficientemente para permitir ao corpo lidar com situações de estresse). O organismo, então, responde produzindo mais insulina para transportar a glicose para as células do corpo. Períodos de estresse prolongados indicam taxas de cortisol e de insulina constantemente elevadas, resultando, finalmente, em resistência à insulina. Então agora você sabe que o estresse também pode fazer você engordar e aumentar seus pneuzinhos.

CORTISOL
... afeta a barriga ♀ ♂

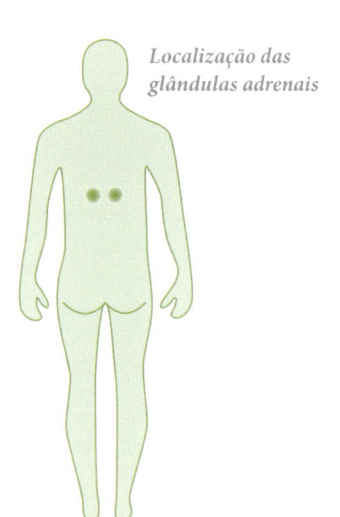

Localização das glândulas adrenais

As glândulas adrenais ficam na parte superior de cada um dos rins e produzem os hormônios cortisol e adrenalina, que nos ajudam a lidar com o estresse; sem a energia adrenal, não conseguiríamos reagir nesses momentos. Embora talvez reclamemos do estresse e da tensão da vida moderna, tendemos a considerá-los algo bastante benéfico. No entanto, eles podem ter um impacto bastante negativo para a sua saúde no longo prazo.

A DIFERENÇA ENTRE ADRENALINA E CORTISOL

A adrenalina fornece uma rápida onda de energia e permite a você, diante de uma situação de perigo, fugir ou lutar. Você sente vibração no peito, palpitação, suor frio e frio na barriga – todos são sinais que você logo percebe quando está se sentindo estressado. Outros efeitos da liberação de adrenalina na corrente sanguínea incluem: aumento do ritmo cardíaco e do ritmo respiratório, o que o ajuda a pensar rápido e proporciona resposta muscular mais rápida; parte do sangue que está na pele é tirada e a coagulação aumenta (caso você seja ferido e comece e sangrar); o sangue é tirado do seu sistema digestivo para ajudar a reduzir a possibilidade de vomitar.

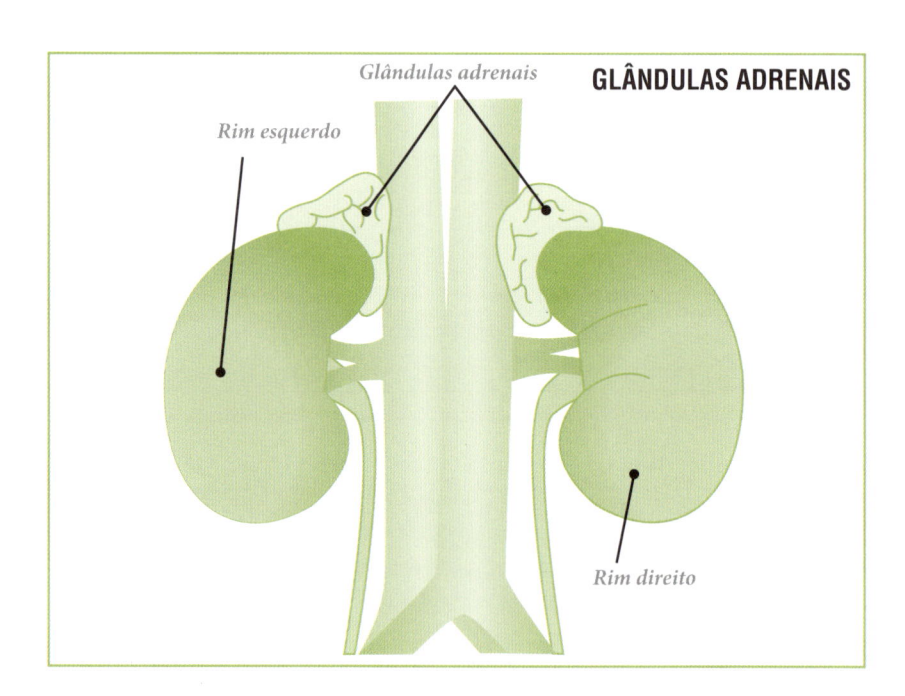

GLÂNDULAS ADRENAIS

Glândulas adrenais

Rim esquerdo

Rim direito

O cortisol, por outro lado, é projetado para ajudá-lo a responder a situações prolongadas de estresse. Ele permite a você estar em estado de alerta por um longo período de tempo. Como a adrenalina, o cortisol também aumenta seu ritmo cardíaco, acelera sua respiração e leva o sangue para os músculos e para o cérebro para que você possa agir rápido. Mas ele também aumenta sua pressão sanguínea e o fluxo de glicose na corrente sanguínea para lidar com a crise e fornecer energia para os músculos caso você precise fugir. Essa situação é realmente prejudicial no longo prazo, uma vez que uma taxa alta de glicose no sangue por longos períodos em virtude do estresse significa uma taxa elevada de insulina (p. 27) e aumento de gordura armazenada na barriga. Com o tempo, a taxa elevada de cortisol pode causar envelhecimento precoce, depósito de gordura abdominal, perda de massa muscular e de massa óssea, cardiopatias e até danos cerebrais.

O QUE ACONTECE QUANDO ESSE HORMÔNIO ESTÁ EM DESEQUILÍBRIO?

A resposta humana ao estresse tem a ver com ação, alarme, energia e emergência. O corpo é projetado para apresentar uma reação imediata, precisa e baseada na adrenalina para o aparecimento repentino de uma cobra, por exemplo. No entanto, o estresse da vida moderna nunca cessa, uma vez que os filhos precisam ser apanhados na escola todos os dias, os prazos no trabalho continuam sendo curtos demais, a prestação da casa precisa ser paga todo mês, etc. Quando o corpo tem de lidar com essas situações de estresse prolongadas, passa a ser governado pelo cortisol, ou "fase de resistência", enquanto você se prepara para uma longa sessão de fuga e luta. Isso tem um preço alto para o corpo, uma vez que ele tenta lidar com as grandes demandas causadas pelo estresse. As coisas podem começar a dar errado e você pode ter níveis variáveis de energia, níveis elevados de glicose no sangue, colesterol elevado e dificuldade para dormir. A fase final é a fase de exaustão e tudo o que a acompanha. Você pode começar a despertar de madrugada e apresentar retenção de fluidos, pele seca, suores noturnos e elevados níveis de exaustão. Tudo isso acontece enquanto a sua barriga aumenta e seu temperamento se altera.

COMO O EQUILÍBRIO DO CORTISOL PODE AJUDAR A PERDER PESO?

Restaurar os níveis normais de cortisol com a ajuda de suplementos pode estabilizar os níveis de glicose no sangue e diminuir a gordura da barriga. Vitamina B5, ou ácido pantotênico, por exemplo, tem um significativo efeito terapêutico sobre as adrenais, de acordo com pesquisa publicada em 1983 no *International Journal of Vitamin and Nutrition Research*.

VOCÊ SABIA?

A desidroepiandrosterona (DHEA) é o hormônio mais abundante produzido pelas glândulas adrenais. Os níveis de DHEA alcançam seu auge por volta dos 22 anos de idade e começam a declinar com a idade. A razão de eu mencionar isso é que aumentar os níveis de DHEA ajuda a diminuir a gordura corporal geral, principalmente nos homens. Assim, como parte do plano de ação para superar sua gordura da barriga, vamos falar sobre como otimizar a função adrenal.

T4 E T3
... afetam a gordura do sutiã ♀

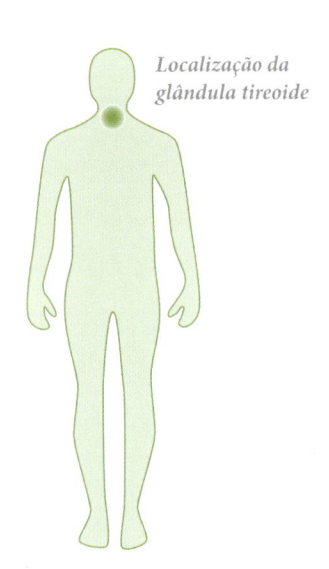

Localização da glândula tireoide

A glândula tireoide fica no pescoço e controla a velocidade com que as funções químicas do organismo acontecem (metabolismo) ao secretar os hormônios T4 e T3. Esses hormônios também controlam a velocidade com que nosso organismo queima calorias e emprega energia. Se a tireoide secretar muitos desses hormônios, você desenvolve o hipertireoidismo: fica muito magro e agindo como se tivesse tomado 20 xícaras de café antes do almoço. Se forem liberados poucos desses hormônios (hipotireoidismo), porém, você vai queimar menos calorias e ganhar peso.

QUAL É A FUNÇÃO DOS HORMÔNIOS DA TIREOIDE NO ORGANISMO?

A produção do T4 ocorre em resposta ao hormônio estimulante da tireoide (TSH), que é produzido na glândula pituitária. Grande parte do T4 adere às proteínas na corrente sanguínea e fica inativa. A pequena quantidade de T4 que permanece "livre" é convertida em T3 adicional no fígado e nos rins. Como acontece com o T4, a maior parte do T3 fica aderida às proteínas do sangue, o que o torna inativo, enquanto o restante é a forma biologicamente ativa chamada T3 livre.

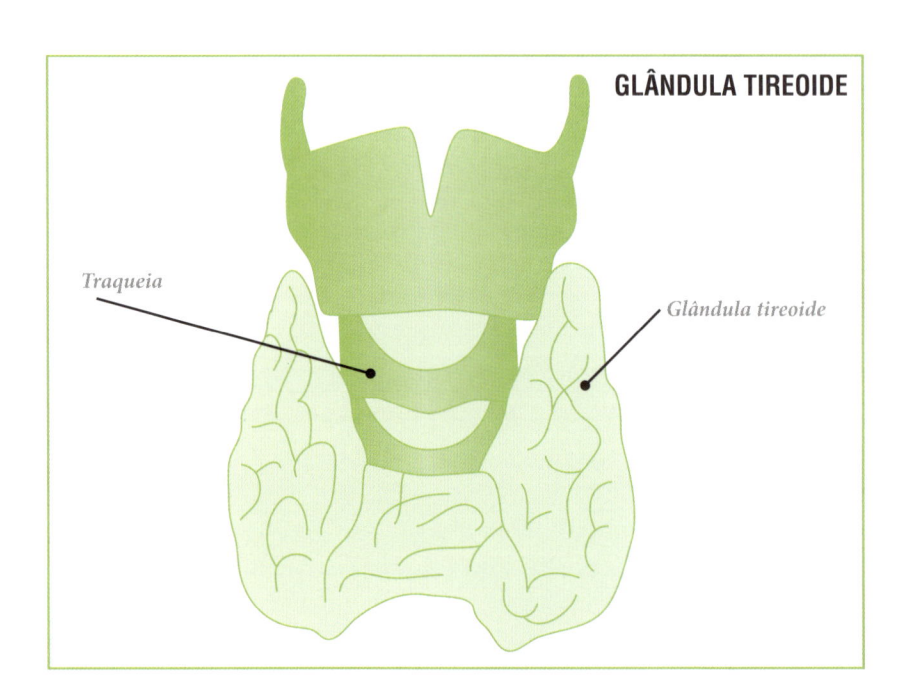

GLÂNDULA TIREOIDE

Traqueia

Glândula tireoide

O QUE ACONTECE QUANDO ESSES HORMÔNIOS ESTÃO EM DESEQUILÍBRIO

Os principais sinais de tireoide preguiçosa são fadiga, fraqueza muscular, pele seca e intolerância ao frio. Pessoas com esse tipo de disfunção hormonal em geral pertencem a uma das duas categorias a seguir:

★ Uma glândula pituitária funcionando mal não produz quantidade suficiente do TSH, portanto, a tireoide não produz T4 suficiente.

★ T4 não é eficientemente convertido em T3.

Tenho atendido cada vez mais pacientes com problemas autoimunes que causam a produção de anticorpos que atacam a própria glândula tireoide. Infelizmente, problemas assim podem não ser diagnosticados, já que o exame de tireoide padrão não detecta essa anormalidade.

Outro aspecto deve ser considerado ao diagnosticar problemas de tireoide: o hipotireoidismo subclínico é uma condição que os exames médicos comuns podem não detectar, mesmo que você tenha sintomas clássicos. Isso é frustrante, pois você sabe que existe um problema. Nesses casos, os exames da medicina funcional (p. 10) oferecem uma resposta, já que analisam as mínimas alterações nos hormônios e podem detectar uma leve disfunção muito precocemente. O teste de Barnes, no capítulo 5, e o meu questionário, no capítulo 3, poderão substituir os exames da medicina funcional para ajudá-lo a detectar um problema potencial.

COMO OTIMIZAR OS HORMÔNIOS DA TIREOIDE PODE AJUDAR A PERDER PESO?

É o T3 livre que aumenta seu ritmo metabólico, a produção de calor e a queima de calorias. Ele estimula, ainda, a quebra de gorduras e ajuda a controlar dois outros hormônios, o cortisol e a insulina, que promovem o depósito de gordura. Entre os suplementos que recomendo para combater essa gordura localizada está o guggul (*Commiphora mukul*), uma vez que ele tem demonstrado ajudar, de forma eficiente, o funcionamento da tireoide, principalmente no aumento da conversão de T4 em T3 no fígado (veja "Fontes e endereços úteis", p. 157).

VOCÊ SABIA?

Estima-se que 10% das populações do Reino Unido e dos Estados Unidos tenham algum tipo de hipotireoidismo, e que 1 entre 4 mil bebês já nasçam com hipotireoidismo. Dez por cento das mulheres têm algum grau de deficiência dos hormônios da tireoide.

Outra preocupação com relação ao funcionamento da tireoide é o fato de que, durante períodos prolongados de estresse, a produção do cortisol aumenta, e isso acaba ocasionando uma queda na produção do TSH, o que também pode resultar em desequilíbrios da tireoide.

TESTOSTERONA
... afeta a gordura do tchau ♀

A testosterona não é um hormônio exclusivamente masculino. As mulheres também o produzem em pequenas quantidades em suas glândulas adrenais e nos ovários (em média, homens produzem de 4 a 10 mg desse hormônio por dia e, no geral, têm cerca de 20 vezes mais testosterona no organismo que as mulheres). Geralmente, uma mulher na faixa dos 40 anos de idade tem cerca de metade da testosterona que tinha quando estava com 20 e poucos anos.

QUAL É A FUNÇÃO DA TESTOSTERONA NO ORGANISMO?

O papel exato da testosterona no corpo feminino ainda não está muito claro, mas cientistas acreditam que ela ajude a manter a força muscular e óssea, que seja vital para o funcionamento do cérebro e que contribua para o desejo sexual, ou libido. A ideia de que pouca testosterona contribua para o acúmulo de gordura nos braços vem de minhas conclusões de que os homens em geral não têm esse tipo de gordura. Para mim, a razão lógica disso é que níveis mais elevados de testosterona nos homens ajudam a criar tríceps mais definidos. Essa suposição foi evidenciada em minha clínica com pacientes que tinham gordura do tchau.

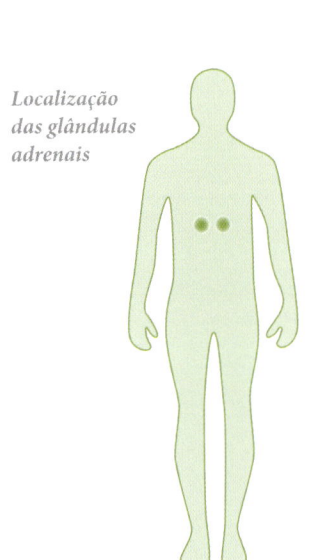

Localização das glândulas adrenais

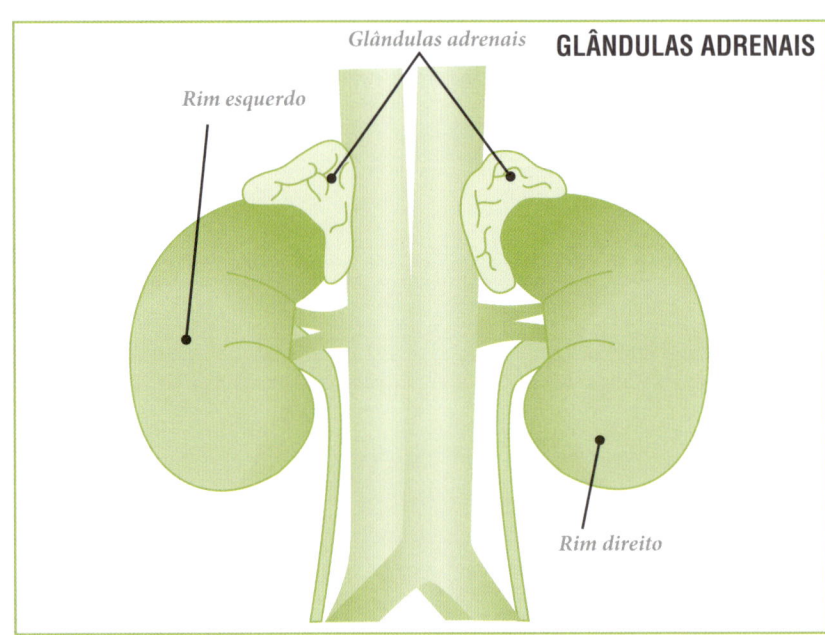

Glândulas adrenais

GLÂNDULAS ADRENAIS

Rim esquerdo

Rim direito

O QUE ACONTECE QUANDO ESSE HORMÔNIO ESTÁ EM DESEQUILÍBRIO?

Depois da menopausa ou de uma histerectomia (remoção dos ovários), a produção de testosterona nas mulheres cai drasticamente. Mulheres com baixos níveis de testosterona podem apresentar, entre outros sintomas, fadiga, falta de libido e grande dificuldade para perder peso. A TRH, que é indicada para aliviar os sintomas do climatério, pode exacerbar a disfunção hormonal em mulheres nessa fase da vida, intensificando alguns sintomas e criando outros. Acredito que mulheres no climatério devam fazer um exame hormonal completo – que inclua a dosagem de testosterona, de estrogênio e de progesterona – para avaliar exatamente que hormônios estão faltando antes de se submeterem à TRH. A abordagem tamanho único não funciona com hormônios femininos.

COMO A TESTOSTERONA AJUDA A PERDER PESO?

Normalizar ou aumentar os níveis de testosterona nas mulheres vai ajudá-las a readquirir a forma dos braços. E vai melhorar, ainda, a densidade óssea, a acuidade mental e a libido. O programa de exercícios direcionados, no capítulo 5, ajuda a estimular a produção de testosterona.

VOCÊ SABIA?

Sintomas de pouca testosterona na mulher podem incluir: fadiga, perda de massa e força muscular, ganho de peso, depressão, risco aumentado de osteoporose e de degeneração óssea, risco aumentado de doença cardiovascular, secura vaginal, falta de desejo sexual, dor durante o sexo, ausência repentina de menstruação, ondas de calor e anorgasmia, ou seja, dificuldade para atingir o orgasmo.

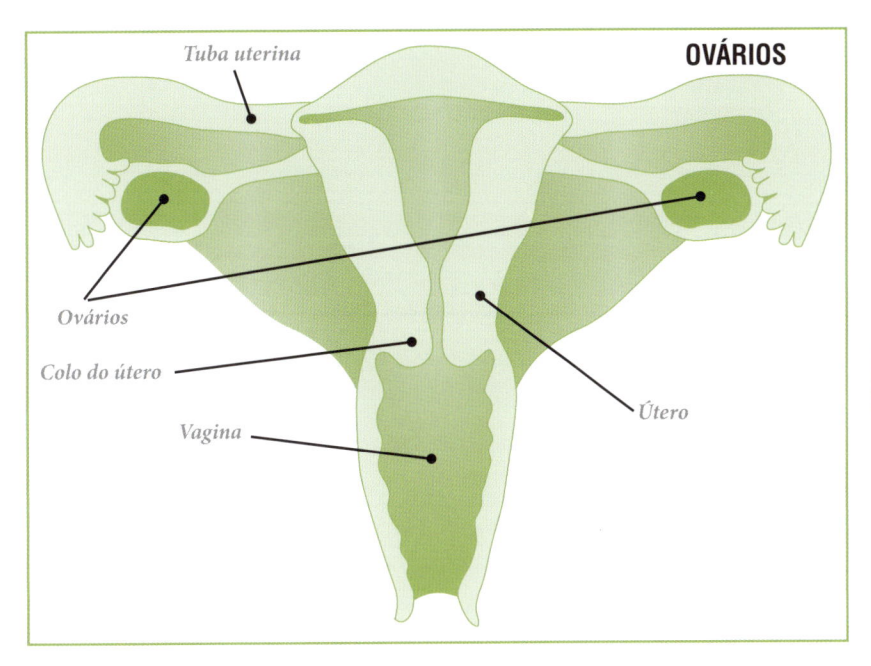

Tuba uterina

OVÁRIOS

Ovários

Colo do útero

Vagina

Útero

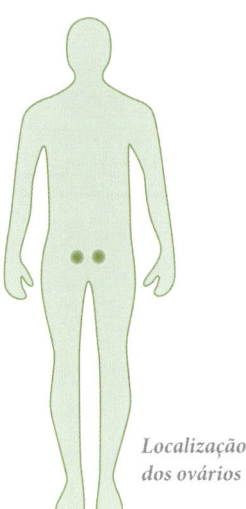

Localização dos ovários

ESTROGÊNIO
... afeta as coxas e o bumbum ♀

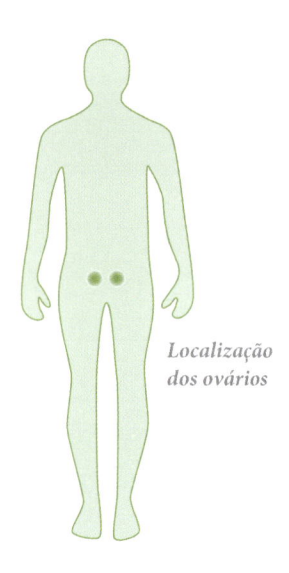

*Localização
dos ovários*

Os principais hormônios femininos são o estrogênio e a progesterona. Homens e mulheres produzem estrogênio, embora elas o produzam em quantidade muito maior. Nas mulheres esses hormônios trabalham juntos para nutrir e regular os órgãos sexuais e as mamas. Eles também trabalham juntos para preparar o corpo para a gravidez. O estrogênio é produzido principalmente nos ovários, mas também, em menor quantidade, nas mamas, nas glândulas adrenais e em depósitos de gordura no corpo. A progesterona é secretada durante as duas últimas semanas do ciclo menstrual.

QUAL É A FUNÇÃO DOS OVÁRIOS NO ORGANISMO?

O estrogênio é o grande responsável pelos caracteres femininos, como seios e o desenvolvimento uterino. Ele estimula o crescimento do óvulo no interior de um folículo e tem papel fundamental na fertilidade e na gravidez. O estrogênio também reduz a massa muscular, ajuda a reter cálcio nos ossos e – o que é muito importante para o contexto deste livro – promove o armazenamento de gordura nos glúteos e nas coxas.

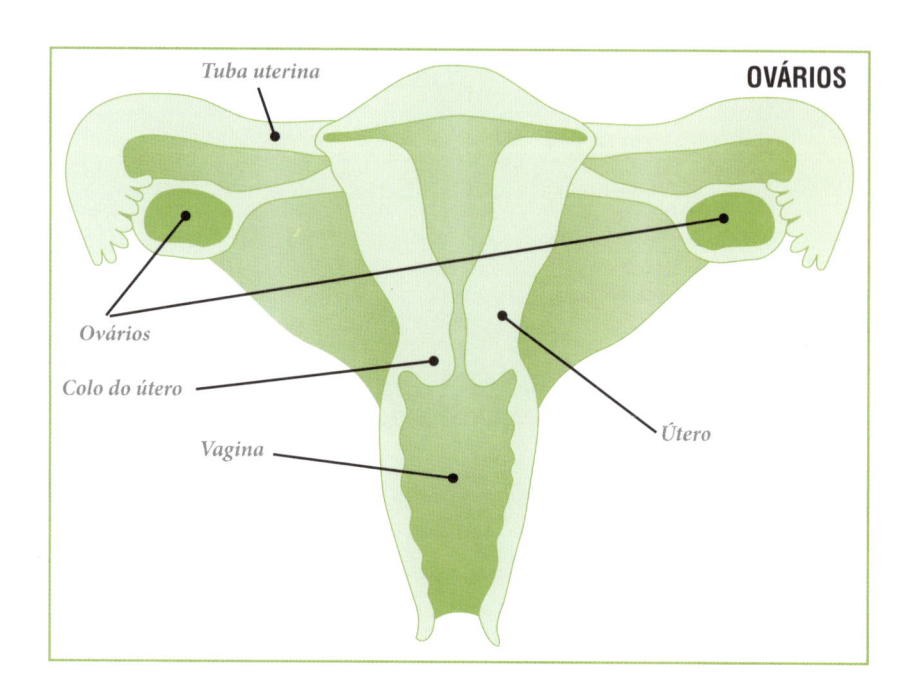

Tuba uterina

OVÁRIOS

Ovários

Colo do útero

Útero

Vagina

O QUE ACONTECE QUANDO ESSE HORMÔNIO ESTÁ EM DESEQUILÍBRIO?

O excesso de estrogênio pode promover a deposição de gordura nos glúteos e nas coxas, resultando no clássico formato que as mulheres tanto odeiam, e pode estar relacionado com problemas menstruais, como cólicas. Um desequilíbrio entre os níveis de estrogênio e progesterona também pode criar os desconfortáveis sintomas associados à tensão pré-menstrual (TPM) em mulheres jovens e ao climatério em mulheres maduras.

A taxa de estrogênio cai quando a mulher se aproxima da menopausa. Embora pare de produzir progesterona quando para de ovular, no período da perimenopausa, ela ainda pode produzir estrogênio. A TRH, que é indicada para aliviar os sintomas do climatério, na maioria das vezes repõe os dois hormônios, o que pode exacerbar o desequilíbrio de estrogênio em mulheres na perimenopausa, criando outros sintomas. É fundamental que as mulheres que se aproximam da menopausa façam primeiro exames hormonais para verificar quais hormônios estão faltando antes de começarem a TRH.

COMO O EQUILÍBRIO DO ESTROGÊNIO AJUDA A PERDER PESO?

O excesso de estrogênio que causa o aumento de gordura na parte inferior do corpo pode ser corrigido com a ajuda da erva *Vitex agnus-castus*, conforme estudos (ver p. 157) que a apontam como um tratamento eficaz para disfunção hormonal, promovendo a harmonia entre estrogênio e progesterona. Ela também é usada por fitoterapeutas para elevar os níveis de progesterona, o que ajuda, por sua vez, a reduzir o depósito de gordura nos glúteos e nas coxas.

TESTOSTERONA
... afeta a gordura peitoral ♂

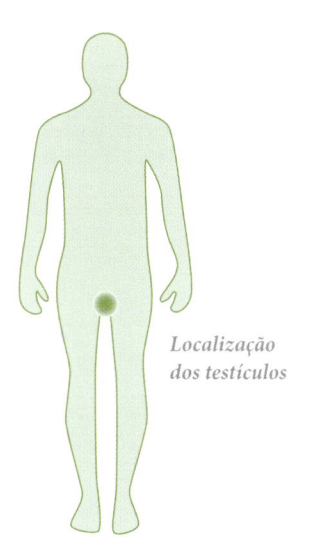

*Localização
dos testículos*

Quando você pensa em testosterona, o que vem à sua mente? Machões? Atitudes hostis e impacientes? Motoristas agressivos? Violência? O papel da testosterona sobre o comportamento é apenas uma parte da história. O hormônio desempenha outros papéis na saúde que podem surpreendê-lo.

QUAL A FUNÇÃO DA TESTOSTERONA NO ORGANISMO?

Nos homens, a testosterona é produzida nos testículos e é responsável por todos os caracteres masculinos – voz grave, pelos no rosto, músculos grandes, pouca gordura corporal, impulso sexual, ou libido, produção de esperma e calvície.

O QUE ACONTECE QUANDO ESSE HORMÔNIO ESTÁ EM DESEQUILÍBRIO?

Conforme o homem envelhece, fica mais difícil manter a forma ou perder peso. Isso acontece porque, quando se aproxima dos 50 anos de idade, os níveis de testosterona do homem podem cair para a metade de quando ele estava na juventude. Para piorar, conforme esses níveis caem, os níveis de estrogênio podem se elevar: quando a barriga do homem aumenta, as células adiposas na barriga produzem o hormônio estrogênio. (O desenvolvimento de gordura

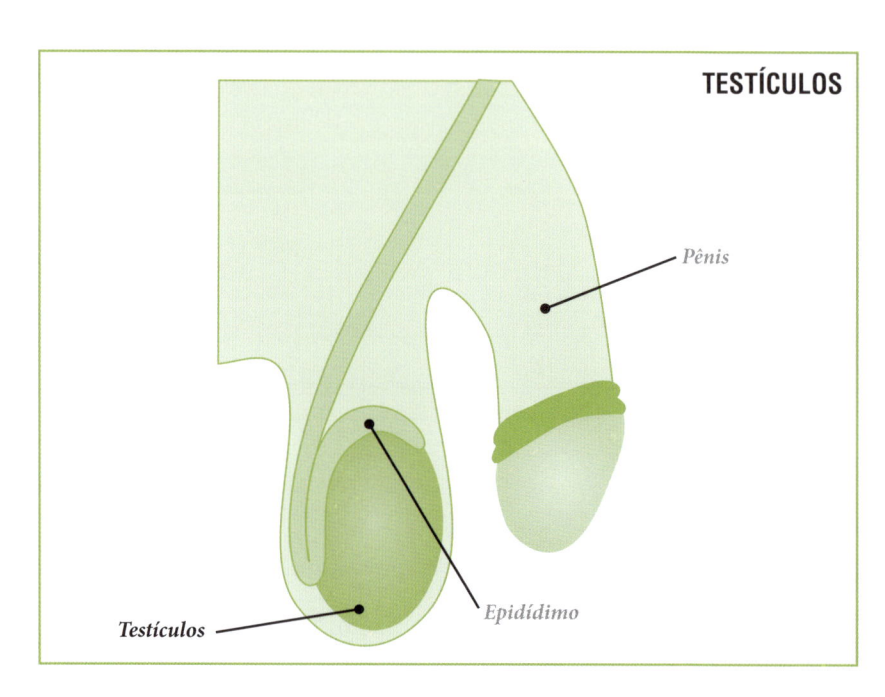

TESTÍCULOS

Pênis

Epidídimo

Testículos

peitoral em homens jovens só costuma ocorrer naqueles que estão muito acima do peso. Mais uma vez, isso é resultado do estrogênio produzido pelas células adiposas.)

A queda dos níveis de testosterona que ocorre entre os homens maduros foi denominada, por alguns especialistas, menopausa masculina. Os sintomas incluem: perda de interesse por sexo (pouca libido), depressão, fadiga e gordura peitoral.

O estresse também tem efeito negativo sobre o corpo masculino, uma vez que as adrenais produzem níveis elevados de cortisol em resposta aos fatores de estresse, e isso também tem efeito negativo sobre os níveis de testosterona.

COMO A TESTOSTERONA AJUDA A PERDER PESO?

Normalizar ou aumentar os níveis de testosterona ajuda na recuperação do tônus muscular e no desenvolvimento de músculos saudáveis, definidos e magros. Isso também pode ajudar a melhorar a densidade óssea e a acuidade mental, e a aumentar a libido. Basta seguir minhas regras de alimentação, exercícios e suplementação, no capítulo 5, e juntos restauraremos seus níveis de testosterona.

VOCÊ SABIA?

Baixas concentrações de testosterona podem aumentar o risco de morte no longo prazo em homens acima de 50 anos, de acordo com pesquisas do Department of Family and Preventive Medicine da Universidade da Califórnia (Estados Unidos). Descobriu--se que homens com níveis baixos de testosterona tinham a circunferência abdominal maior, além de vários fatores de risco de doenças cardiovasculares e de diabetes relacionados a esse tipo de gordura. Homens com níveis baixos de testosterona são 10 vezes mais propensos a desenvolver a síndrome metabólica (semelhante à resistência à insulina) do que homens com níveis mais elevados desse hormônio.

VOCÊ SABIA?

Homens jovens e musculosos costumam ter mais parceiras sexuais que homens não musculosos, de acordo com David Frederick, pesquisador da Universidade da Califórnia, nos Estados Unidos. Ele publicou um estudo no Personality and Social Psychology Bulletin, em 2007, sugerindo que a condição financeira e a disposição para assumir compromisso tinham menos influência entre as mulheres do que um corpo viril e musculoso.

CAPÍTULO 3

Analise sua gordura

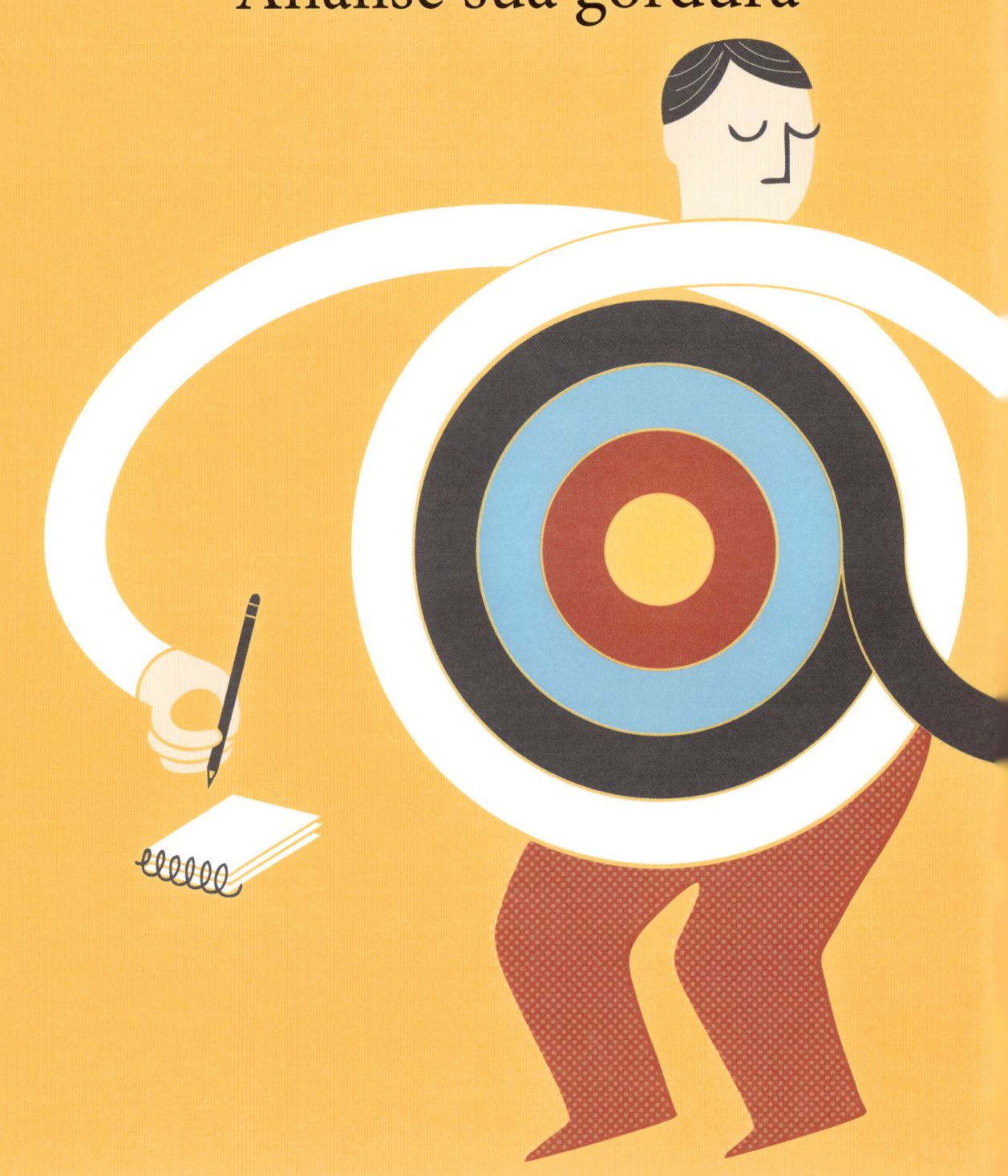

Criei três testes para ajudá-lo a determinar rapidamente se você tem alguma gordura localizada e a urgência com que você deve enfrentar esse problema. Você pode acabar descobrindo que tem mais de um tipo de gordura localizada; não se desespere, uma vez que esses três testes também vão ajudá-lo a decidir que área precisa de sua atenção primeiro. Seja o mais honesto possível ao fazer esses simples testes – eles não foram feitos para puni-lo, ou para deixá-lo chateado. Fique calmo e responda com bastante honestidade. Chegou a hora de mudar, e só será possível mudar quando você encarar sua gordura!

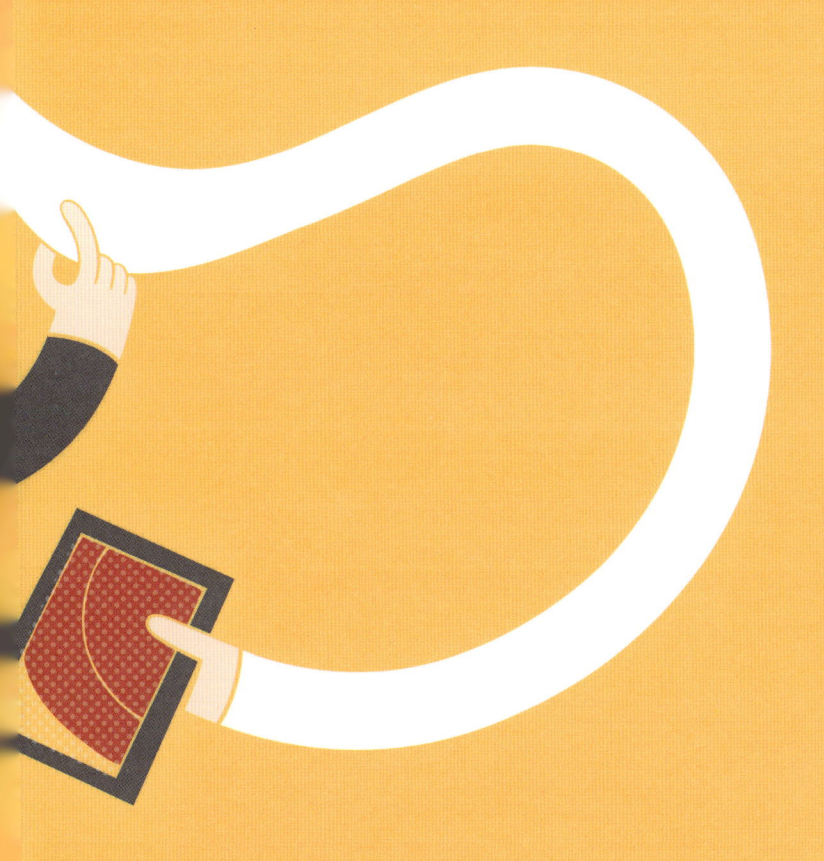

Definindo se você tem alguma
GORDURA LOCALIZADA

Acredito que o sucesso na redução da gordura localizada começa com um planejamento minucioso e uma boa compreensão daquilo com o que você está lidando. Na minha clínica, utilizo exames específicos da medicina funcional (p. 10), além de detalhada análise de histórico do paciente e avaliação visual para determinar se ele tem alguma gordura localizada. Também desenvolvi um processo especial de três passos que te permite fazer essa avaliação sozinho.

1 Observe seu corpo pelo espelho longa e atenciosamente, assinalando visualmente as gorduras localizadas que precisam da sua atenção.

2 Então faça um simples teste de pinçada para confirmar se essa gordura localizada que você identificou realmente contém excesso de gordura.

3 O último passo será responder a um questionário sobre cada uma das gorduras localizadas que podem ser relevantes para você. Esses questionários são uma substituição simples, porém eficaz, dos testes laboratoriais que emprego em minha clínica.

UM CORPO NORMAL

Isto ajuda a ver como deve ser um corpo magro e saudável, uma vez que não costumamos mais ver corpos normais. Não existe corpo perfeito, mas perceba as proporções demonstradas nas ilustrações da página ao lado, em que não há nenhum acúmulo óbvio de gordura ou de líquido. Nos dois casos, o torso é magro e as costelas são levemente cobertas por uma pequena camada de gordura isolante. Os glúteos (que não aparecem) são firmes e têm o formato de um coração. As partes internas das coxas não se tocam e os braços são torneados e magros.

Analise a imagem que se refere a você. Quão distante você acha que seu corpo está da ilustração?

Tente ser o mais honesto possível sobre quão diferente o seu corpo está do corpo saudável ilustrado aqui, mas não seja muito crítico consigo mesmo. Se estiver se sentindo triste com a aparência e o funcionamento do seu corpo, livre-se desse sentimento, pois ele pode atrapalhá-lo na hora de tomar iniciativas eficazes. Admita que deu algumas escorregadas e se concentre na determinação de se corrigir e de começar a cuidar de si mesmo, a fim de fazer seu corpo voltar a ter as proporções ideais.

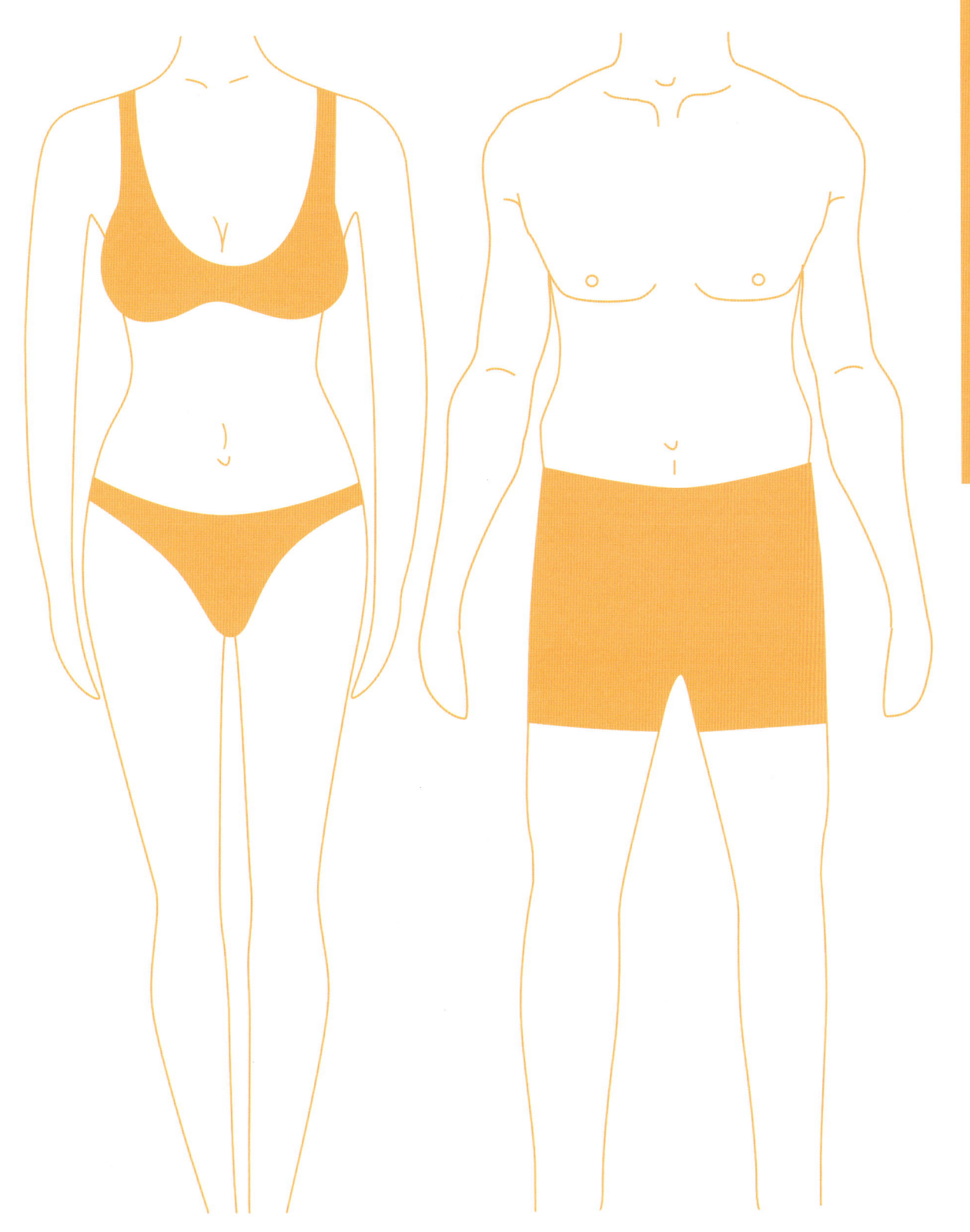

TESTE 1 Avalie seu corpo visualmente

Agora é hora de encarar suas gorduras localizadas. Tenho quase certeza de que você já sabe em que área, ou áreas, do seu corpo há algum problema, mas é importante ficar de frente para um espelho e examinar atenciosa, crítica e carinhosamente.

1 Antes de começar, providencie um espelho de corpo inteiro, um espelho de mão, um lápis e uma câmera. Não tem espelho? Então compre um! A avaliação visual do seu corpo é parte importante da análise honesta e sem preconcepções do seu corpo, de maneira que você conseguirá agir e enfrentar seus problemas de peso.

2 Agora, fique só com as roupas íntimas e posicione-se de frente para o espelho. Isso não é para saber quanto você odeia o seu corpo, mas sim para decidir que partes precisam ser trabalhadas primeiro. Você consegue enxergar a área, ou áreas, com problema? Observe todo o seu corpo. Não consegue ver as costas? Use o espelho de mão e vire as costas para o espelho grande para ver claramente o reflexo de seus glúteos e de suas costas.

3 O próximo passo é atribuir uma nota a cada parte do seu corpo. Classifique suas áreas de gordura localizada em potencial – pneuzinhos, barriga, gordura do sutiã (mulheres), gordura do tchau (mulheres), coxas e bumbum (mulheres) e gordura peitoral (homens) – em uma escala de 1 a 5, em que:

1 corpo esguio e perfeito como em revistas de moda;
5 "oh, meu Deus!".
ENTENDEU?

ORIENTAÇÕES PRÁTICAS

✔ Mantenha o senso crítico. Se você está com uma barriga enorme e deu a ela um merecido 5, parabéns pela honestidade. Mas se você também tiver dado um 5 a suas coxas levemente acima do peso simplesmente porque você odeia a aparência delas, sua classificação não será útil.

✔ Não seja muito duro consigo mesmo, apenas tente ser honesto e objetivo (talvez você queira conferir sua classificação com um amigo ou parente).

✔ **CONSIDERE A PARTE DO SEU CORPO QUE MERECEU NOTA 1 COMO PADRÃO DE COMPARAÇÃO.** Vamos usar essa área como comparação para todos os pontos de gordura localizada. Que parte do seu corpo merece a nota 1, ou seja, está magra e sem saliências? Todo mundo tem uma área melhor. Para a maioria das pessoas, essa parte é o bíceps – a parte da frente dos braços –, portanto, sugiro que você estabeleça essa parte como referência. Solte os braços ao lado do corpo e observe-os com atenção. Pince e cutuque a região e perceba quanta gordura está armazenada sob a pele. Ela pode ter um pouco de gordura e ser macia, mas tudo bem. É com essa parte do corpo que você vai comparar as regiões em que há gordura localizada. "Meu bíceps tem a nota 1; portanto, meu bumbum deve ter a nota...?" Caso seus braços não sejam um bom exemplo de 1, encontre outro. Que tal as panturrilhas ou o seu tronco?

Agora pegue o lápis e comece a avaliar seu corpo visualmente. Registre a nota que você atribuir a cada parte do seu corpo nos quadrinhos das páginas a seguir.

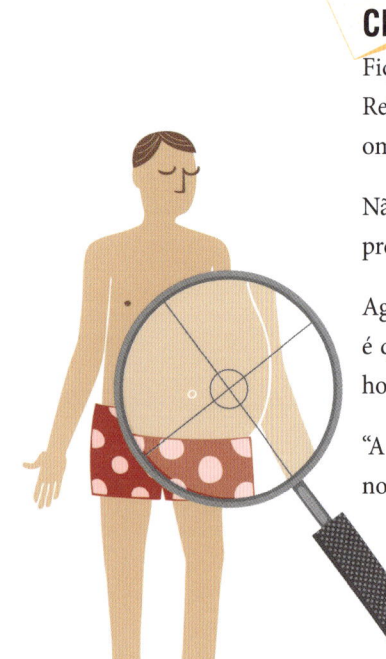

CLASSIFIQUE SEUS PNEUZINHOS

Avalie seus pneuzinhos segurando o espelho de mão e virando de costas para o espelho grande. Dê uma boa olhada no reflexo do espelho de mão. Você enxerga saliências de gordura acima dos quadris que você consegue pinçar? Provavelmente você gostaria de segurar cada um dos pneuzinhos com carinho e dizer adeus.

Observe a parte padrão do seu corpo (seus bíceps, se você os tiver escolhido) e a compare com seus pneuzinhos. Então dê uma nota de 1 a 5, por favor.

"A melhor parte do meu corpo tem a nota 1; portanto, meus pneuzinhos devem ter a nota...?"

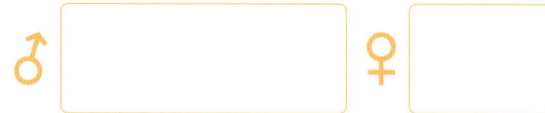

CLASSIFIQUE SUA BARRIGA

Fique de frente para um espelho de corpo inteiro, então vire-se para um lado. Relaxe os músculos do abdômen completamente, sem se curvar, e relaxe os ombros. Então olhe para o espelho e avalie o formato de sua barriga.

Não prenda a respiração e não se engane. Você não quer mais se enganar e só precisa saber a verdade.

Agora dê uma nota de 1 a 5 para sua barriga. Lembre-se: 1 é maravilhoso, 3 é quando as saliências estão começando a ficar perceptíveis, e 5 é quando está horrível.

"A melhor parte do meu corpo tem a nota 1; portanto, minha barriga deve ter a nota...?"

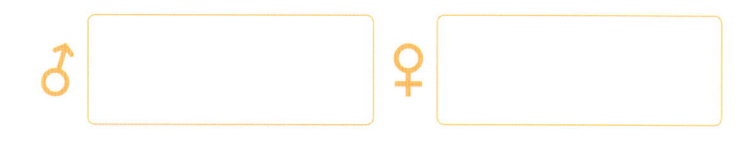

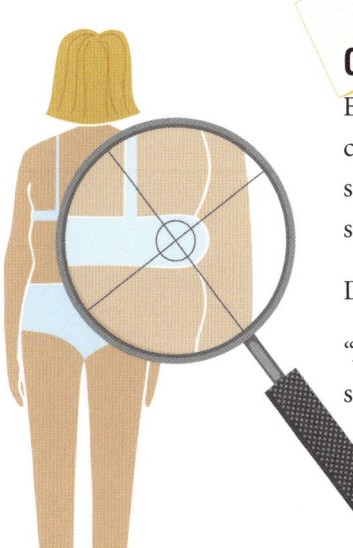

CLASSIFIQUE SUA GORDURA DO SUTIÃ

Esta categoria só se aplica às mulheres. Fique de frente para um espelho de corpo inteiro, afaste os braços ligeiramente do corpo e observe a área sob suas axilas. As alças do seu sutiã estão ajustadas suavemente ao contorno do seu corpo ou há saliências de gordura tentando escapar?

Dê uma nota entre 1 e 5 para a sua gordura do sutiã.

"A melhor parte do meu corpo tem a nota 1; portanto, minha gordura do sutiã deve ter a nota...?"

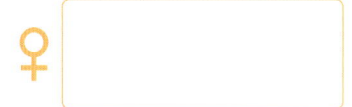

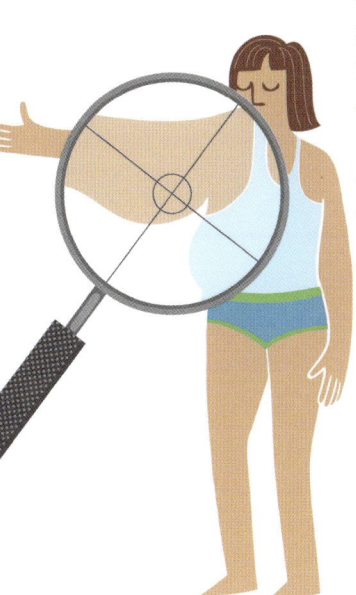

CLASSIFIQUE SUA GORDURA DO TCHAU

De frente para um espelho de corpo inteiro, levante os braços para os lados e os mantenha erguidos na altura dos ombros, formando um ângulo de 90 graus em relação a seu corpo. Observe a parte dos seus braços que vai do ombro ao cotovelo. Há excesso de pele pendurado nos seus tríceps? Balance um pouco os braços para ter certeza de que é mesmo gordura, e não músculo (que não balança).

Agora dê uma nota de 1 a 5 para sua gordura do tchau. Pense bem antes de dar essa nota. Avalie essa parte comparando-a com o resto do seu corpo.

"A melhor parte do meu corpo tem a nota 1; portanto, minha gordura do tchau deve ter a nota...?"

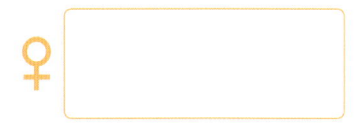

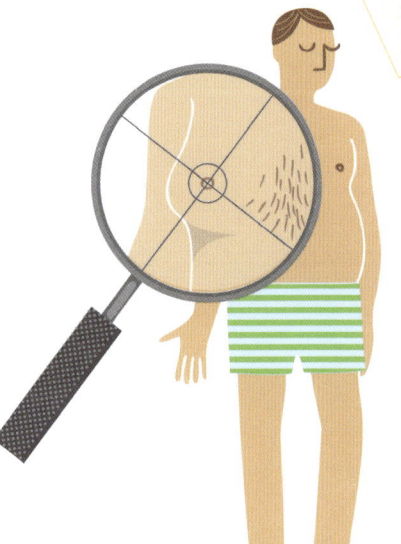

CLASSIFIQUE SUAS COXAS E SEU BUMBUM

A próxima parte do corpo que precisa avaliar com critério são suas coxas. Fique de frente para o espelho e veja se encostam uma na outra. Há atrito entre elas?

Antes de dar sua nota, vire-se de costas, pegue o espelho de mão e observe seu bumbum. Gosta do que vê? Coxas e glúteos têm de ser avaliados juntos.

Agora dê uma nota de 1 a 5. Lembre-se: se você tiver coxas magras e bumbum firme, mas cheios de celulite, precisa manter a objetividade – não estamos procurando celulite. Julgue essa parte do corpo levando em conta só a gordura, por favor. A nota 1 é para coxas e bumbuns maravilhosos, e a nota 5 é para coxas e bumbuns que não são nenhum espetáculo.

"A melhor parte do meu corpo tem a nota 1; portanto, minhas coxas e meu bumbum devem ter a nota ...?"

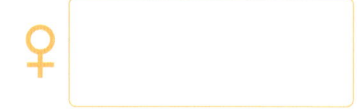

CLASSIFIQUE SUA GORDURA PEITORAL

Agora, mulheres, fiquem de lado. Rapazes, posicionem-se em frente ao espelho de corpo inteiro. Vire-se de lado sem se inclinar e sem relaxar os ombros. Olhe-se no espelho.

Está precisando de um sutiã? Seja honesto e dê uma nota para a sua gordura peitoral. Não se esqueça de avaliar sua barriga enquanto está nessa posição.

"A melhor parte do meu corpo tem a nota 1; portanto, minha gordura peitoral deve ter a nota...?"

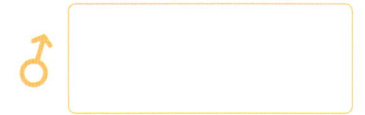

TESTE 2 Faça simples testes de pinçada

Agora você precisa avaliar todos os seus principais pontos de gordura localizada de maneira abrangente e criteriosa usando um teste simples de pinçada das dobras de pele. As ilustrações a seguir mostram exatamente como fazer essa avaliação da sua gordura corporal. Os resultados do teste de pinçada podem ser combinados com os da avalição visual na tabela ao lado para ajudá-lo a começar a formar uma imagem clara de qual área, ou áreas, precisa de atenção especial.

Para fazer esse teste você vai precisar de uma régua ou uma fita métrica rígida e de uma boa dose de paciência. Para praticar, comece avaliando seu bíceps.

PARTE DO CORPO	AVALIAÇÃO VISUAL	TESTE DE PINÇADA
PNEUZINHOS		
BARRIGA		
GORDURA DO SUTIÃ		
GORDURA DO TCHAU		
COXAS E BUMBUM		
GORDURA PEITORAL		

BÍCEPS

Deixe um braço ao lado do corpo e mantenha-o relaxado. Com o indicador e o polegar da outra mão, pince uma dobra vertical da pele na metade entre o ombro e o cotovelo, o que deve ser exatamente o seu bíceps (a parte da frente de seu braço). Seja gentil ao segurar a dobra de pele e gordura interna entre seu polegar e seu indicador.

Não se apresse. Sinta quanta gordura há sob a pele. Tenha cuidado para pinçar só a pele e a gordura, e não os músculos. Se tem certeza de que está segurando apenas pele e gordura, meça a distância entre seu polegar e seu indicador. Anote-a em um pedaço de papel. Agora peça a um amigo ou a alguém próximo que faça o teste da pinçada no seu bíceps. Não fale a ele qual foi a sua medida. A sua medida e a dele são próximas? Se as duas forem muito díspares, refaça o seu teste até ficar confiante de que está aplicando a técnica de maneira correta. Então faça o teste de pinçada em todas as áreas de gordura localizada e anote seus números.

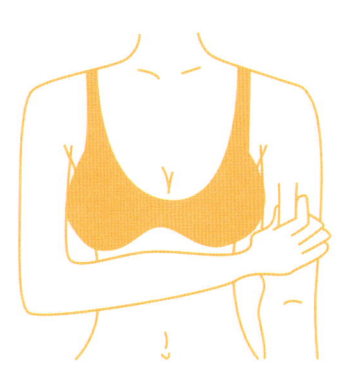

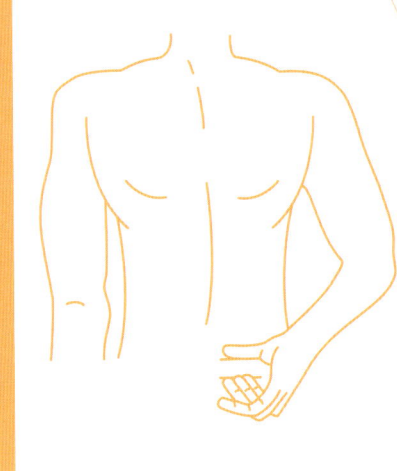

PNEUZINHOS

Você pode precisar da ajuda de alguém para fazer esse teste de pinçada se achar difícil torcer o braço para trás para alcançar as costas.

Você deve pinçar uma dobra de pele e gordura horizontal que fica bem acima dos seus rins, mais ou menos a 5 centímetros de distância da sua espinha. Localize a parte de cima dos ossos do quadril. Mova os dedos em direção ao centro de suas costas e sinta sua espinha. Sinta uma área de gordura de cada lado. Levante a dobra de pele sobre o seu rim com o polegar e o indicador da mão direita. Faça isso delicadamente, pois pode doer.

Use sua mão esquerda – ou peça a alguém que o ajude – para medir a quantidade de pele e gordura entre seu polegar e seu indicador.

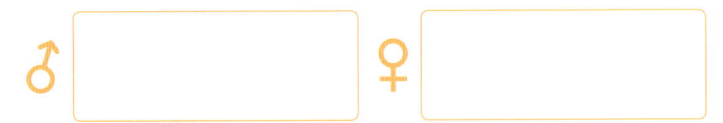

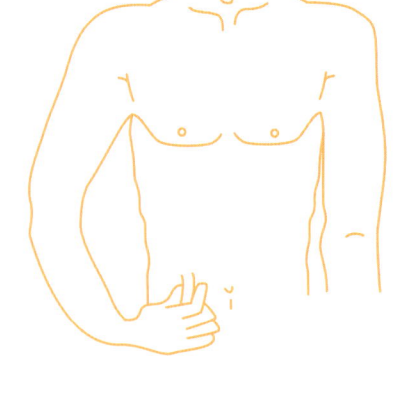

BARRIGA

Fique em pé, com a coluna reta, ponha os ombros para trás e relaxe o abdômen. Pince uma dobra vertical de pele e gordura com o polegar e o indicador a cerca de 2 ou 3 centímetros de distância do umbigo. Certifique-se de que está pinçando gordura e pele (principalmente se sua pele tiver se soltado depois da gravidez).

Se você tiver muita gordura nessa área, pode ser difícil fazer a medição. Mas faça o possível para ter a medida mais acurada possível.

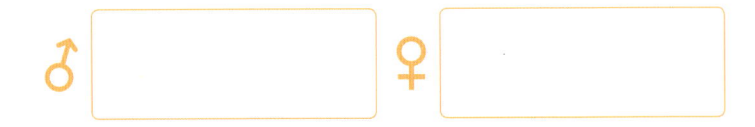

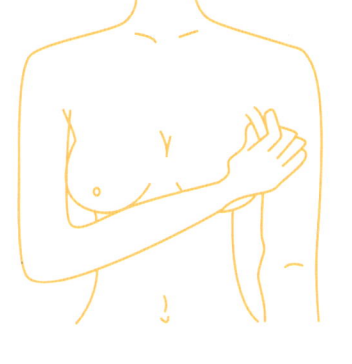

GORDURA DO SUTIÃ

Tire o sutiã para fazer essa medição. Fique em pé, com a coluna reta e os ombros para trás. Com o polegar e o indicador, pince uma dobra horizontal de pele ao lado do peito, bem abaixo da axila. Seja delicada, pois é uma área sensível.

Para se certificar de que a medida está correta, refaça o teste do outro lado. A medida deve ser a mesma. Se não for, refaça a medição. Em seguida, anote o resultado no quadrinho a seguir.

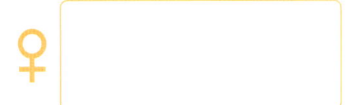

GORDURA DO TCHAU

Levante um braço, deixe-o a 90 graus do corpo e relaxe os músculos. Com o polegar e o indicador da outra mão pince uma dobra vertical de pele na parte de baixo do braço, bem no meio entre o cotovelo e o ombro. Lembre-se de manter o braço relaxado. Faça a medida.

Se você quiser se certificar de que fez a medida correta, faça o teste no outro braço também.

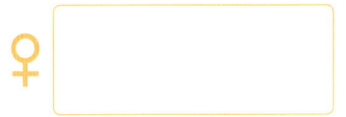

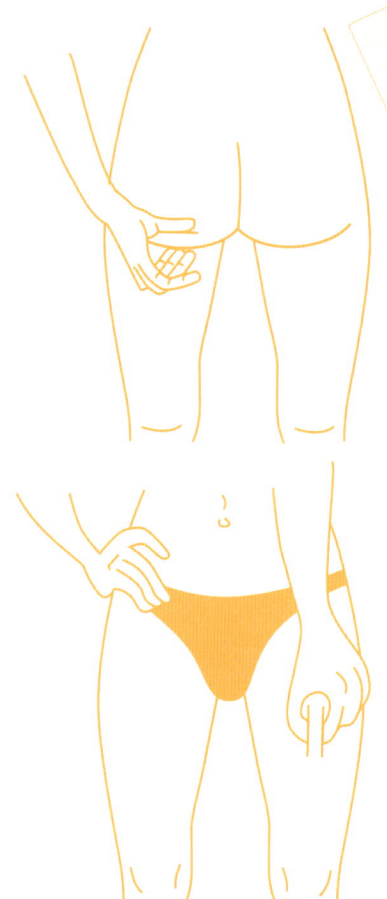

COXAS E GLÚTEOS

Essa pinçada é um pouco mais complicada, já que você vai precisar medir as duas áreas e tirar a média.

1ª MEDIÇÃO Relaxe os glúteos e torça a coluna para pinçar, com o polegar e o indicador, a área que fica logo acima do vinco que marca o fim da perna e o começo do glúteo. Meça a dobra de pele e anote.

2ª MEDIÇÃO Em pé, relaxe a coxa e pince uma dobra vertical bem no meio entre o joelho e o alto da perna. Meça a dobra de pele e anote.

Some os dois resultados e divida por dois.

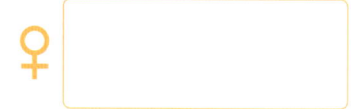

GORDURA PEITORAL

Para esse último teste, pince, com o indicador e o polegar, uma dobra diagonal de pele e gordura entre a axila e o mamilo.
Se você quiser se certificar de que fez a medida correta, faça o teste no outro lado também.

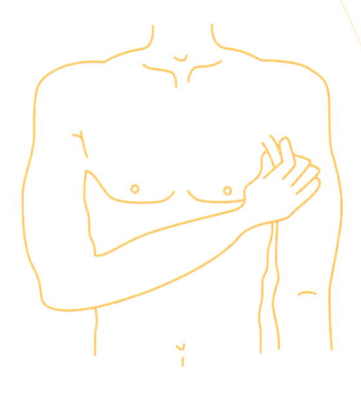

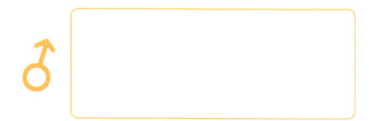

3

Analise sua gordura

TESTE 3 Preencha os questionários

Agora você já viu e sentiu suas gorduras localizadas e deu notas para elas. Como nossos olhos podem nos enganar, desenvolvi alguns questionários para eliminar quaisquer dúvidas no que se refere à avaliação de suas gorduras localizadas. Aplico esses questionários na minha clínica, e eles são uma maneira eficaz de ajudar você a processar o que viu e sentiu.

Circule sim (S) ou não (N) para cada pergunta.
SIM significa que o problema é perceptível e está interferindo em seu estilo de vida e em sua sensação de bem-estar.
NÃO significa que o problema é apenas ocasional, ou nem isso.

Se você ficar em dúvida em alguma pergunta, pule-a e responda depois. Se ainda assim continuar em dúvida ou não souber a resposta, deixe-a em branco. Quando completar todos os questionários, indique o total de respostas "sim" que você deu (o total de respostas "não" não precisa ser registrado).

PNEUZINHOS

1. Você briga com a balança em vez de prestar atenção no que come?	**S / N**
2. Você viveu altos níveis de estresse ao longo do último ano ou por períodos mais longos?	**S / N**
3. Você tem problemas de memória ou de concentração e sente a mente atrapalhada depois de comer?	**S / N**
4. Você costuma se sentir cansado ou letárgico mesmo depois de uma boa noite de sono?	**S / N**
5. Você tem pressão alta (acima de 14 × 9)?	**S / N**
6. Você tem níveis altos de colesterol?	**S / N**
7. Você fica cansado depois de uma refeição que tenha pelo menos 30% de carboidratos?	**S / N**
8. Você costuma se sentir agitado, nervoso e mal-humorado?	**S / N**
9. Você tem ovários policísticos?	**S / N**
10. Você tem pólipos cutâneos – pequenas porções de pele que se projetam em qualquer lugar do corpo?	**S / N**

Total de respostas **"SIM"** para seus pneuzinhos: _____

BARRIGA

1. Você costuma despertar entre 2 horas e 4 horas da madrugada? **S / N**

2. Você se sente cansado quando acorda? **S / N**

3. Você transpira durante o sono? **S / N**

4. Você tem pressão baixa? **S / N**

5. Você fica agitado e irritado quando está com fome? **S / N**

6. Você fica furioso de repente? **S / N**

7. Você tem passado por longos períodos de estresse? **S / N**

8. Você trabalha demais, com poucos momentos de lazer e de descanso? **S / N**

9. O seu corpo retém fluidos e você parece inchado? **S / N**

10. Você costuma ter indigestão e excesso de gases? **S / N**

Total de respostas **"SIM"** para sua barriga: _____

GORDURA DO SUTIÃ

1. Sua temperatura corporal é inferior a 35,8 °C entre 8 horas e 10 horas da manhã? (Veja, na p. 108, como fazer esse teste.) **S / N**

2. Você se sente excessivamente cansada e precisa dormir muitas horas? **S / N**

3. Você sofre de constipação? **S / N**

4. Você costuma sentir mais frio do que as pessoas à sua volta? **S / N**

5. Você tem tido dificuldade para perder peso? **S / N**

6. Sua pele está ficando ressecada, grossa e mais fria? **S / N**

7. Seu fluxo menstrual está mais intenso e dura mais tempo? **S / N**

8. Seus cabelos estão caindo e ficando mais ressecados e ásperos? **S / N**

9. Suas unhas estão quebrando e descamando com facilidade? **S / N**

10. Sua fala, seus movimentos e seu raciocínio estão mais lentos? **S / N**

Total de respostas **"SIM"** para sua gordura do sutiã: _____

GORDURA DO TCHAU

1. Sua sensação de bem-estar tem diminuído? **S / N**
2. Você se sente deprimida e desmotivada? **S / N**
3. Você tem tido fadiga constante e sem causa aparente? **S / N**
4. Sua libido está baixa e você tem pouco desejo e prazer sexual? **S / N**
5. Você tem osteoporose? **S / N**
6. Você tem notado uma diminuição em sua força muscular? **S / N**
7. Você tem percebido alterações na sua memória e no seu raciocínio? **S / N**
8. Você tem algum distúrbio do sono? **S / N**
9. Você tem notado alguma mudança no formato do seu corpo, principalmente nos braços e na barriga? **S / N**
10. Você está na menopausa e achando difícil perder peso? **S / N**

Total de respostas **"SIM"** para sua gordura do tchau: _____

COXAS E BUMBUM

1. Você toma pílula anticoncepcional ou usa DIU hormonal? **S / N**
2. Você tem tensão pré-menstrual com nervosismo, sensibilidade, ansiedade, oscilação de humor e/ou irritabilidade? **S / N**
3. Seu período menstrual começa de repente e já com fluxo intenso? **S / N**
4. Você tem sensibilidade mamária ou mamas fibrocísticas? **S / N**
5. Você tem secura vaginal? **S / N**
6. Você tem cólicas menstruais? **S / N**
7. Você tem problemas de fertilidade e/ou já sofreu algum aborto? **S / N**
8. Você sofre de fadiga e algum nível de depressão? **S / N**
9. Você tem pouca libido? **S / N**
10. Você costuma ter dores de cabeça recorrentes? **S / N**

Total de respostas **"SIM"** para suas coxas e seu bumbum: _____

GORDURA PEITORAL

1. Você tem ondas de calor e transpira muito? **S / N**

2. Sua libido está baixa? **S / N**

3. Você tem algum tipo de disfunção erétil? **S / N**

4. Você tem se sentido mais irritado e perde a paciência com facilidade? **S / N**

5. Você em geral se sente cansado e sem motivação? **S / N**

6. Você perdeu tônus e massa muscular? **S / N**

7. Você tem tido dificuldade para se concentrar? **S / N**

8. Você tem perdido densidade óssea, tem osteoporose? **S / N**

9. Você faz pouco ou nenhum exercício, principalmente com pesos? **S / N**

10. Você está ganhando peso embora esteja cuidando da alimentação? **S / N**

Total de respostas **"SIM"** para sua gordura peitoral: _____

PARTE DO CORPO	PONTOS	PARTE DO CORPO	PONTOS
PNEUZINHOS		GORDURA DO SUTIÃ	
BARRIGA		COXAS E BUMBUM	
GORDURA DO SUTIÃ		GORDURA PEITORAL	

Juntando **TUDO**

Parabéns por ter feito os três testes. Preencha seus pontos para cada teste na tabela no final da página, some os totais e avalie os resultados.

O exemplo à direita mostra como deve ser preenchida cada coluna da tabela.

PARTE DO CORPO	BARRIGA
AVALIAÇÃO VISUAL	5
TESTE DE PINÇADA	3 cm
QUESTIONÁRIO	6 "sim"
TOTAL	14

PARTE DO CORPO	PNEUZINHOS	BARRIGA	GORDURA DO SUTIÃ	GORDURA DO TCHAU	COXAS E BUMBUM	GORDURA PEITORAL
AVALIAÇÃO VISUAL						
TESTE DE PINÇADA						
QUESTIONÁRIO						
TOTAL						

TABELA FINAL

E agora? É simples: se você tem uma gordura localizada mais pronunciada, uma que tenha tido mais pontos que as outras, comece aderindo ao plano de desintoxicação (detox) e siga o programa indicado para essa gordura localizada no capítulo 5. Se você tem várias gorduras localizadas, comece pela que teve mais pontos.

HORA DA FOTO – A CÂMERA NÃO MENTE

Antes de se vestir, tire uma foto sua só de roupas íntimas. Certifique-se de que sua gordura localizada esteja aparecendo. Não esconda nada, por favor.

Não precisa mostrar essa foto para ninguém. Olhe para ela quando estiver quase desistindo na sexta semana. Olhe para ela quando estiver louco por um doce e uma barra de chocolate. Use a evidência da fotografia para se motivar a manter a perseverança em busca do seu objetivo.

Olhe atentamente para a sua foto. Está feliz com ela? Não preciso dizer mais nada. Você já tem a sua resposta.

Hora de agir!

Minha gordura localizada

FOCO EM UM RESULTADO POSITIVO

Tendo identificado sua gordura localizada, você precisa se sentir preparado e pronto para prosseguir.

Pense por que você quer reduzir sua gordura localizada. Não venha com as velhas razões e respostas de sempre. Seja honesto. Essa é a pergunta que você realmente precisa responder. Defina suas razões e o que você espera ao perder peso, então todo o resto se ajeitará. Um objetivo concreto resulta em sucesso.

Esteja preparado para perder peso e remodelar seu corpo. Pare de ter pensamentos negativos. Não tenha medo de cometer erros ao encarar novos hábitos alimentares e uma nova rotina de exercícios. Se quer realmente perder peso e ter um corpo bonito, tem de acreditar que pode alcançar esse resultado e enxergá-los de acordo com o seu empenho. Não ouça a opinião de mais ninguém. Você tem as ferramentas e todas as respostas de que precisa aqui neste livro. Assuma a responsabilidade por sua vida, seu peso, seu corpo e suas decisões. Acredite em si mesmo. Seja impetuoso e tenha um desejo ardente pelo sucesso, então você o alcançará. Comprometa-se a seguir os planos que proponho nos próximos capítulos e tenha foco. Você pode mudar o seu peso **AGORA**.

Você precisará de persistência e disciplina. Prepare-se para mudar seu comportamento, suas convicções e seu estilo de vida. Acredite no sucesso. Os meus pacientes que não tiveram sucesso agiam como se engordar fosse uma coisa sobre a qual eles não tinham o mínimo controle. Além disso, não estabeleceram uma meta realista de perda de peso ou de vida saudável e abandonaram o programa assim que encontraram o menor obstáculo – uma reação clássica que gera muita desilusão com regimes para emagrecer.

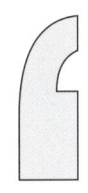

> Eu sei quantas pessoas se desiludem com dietas. Eu quero que desta vez você consiga se livrar de sua gordura localizada. Eu não vou decepcioná-lo. Prometo!

DICAS PRECIOSAS PARA O SUCESSO

★ Meu conselho é que você estabeleça objetivos claros e factíveis e se comprometa a cumprir a tarefa no tempo certo.

★ Esteja comprometido, 100% do seu tempo, com o programa de exercícios personalizados e as orientações sobre alimentação e suplementação que apresento no capítulo 5.

★ Mude sua mentalidade: veja os obstáculos como oportunidades de aprender a fazer alguma coisa de maneira melhor ou diferente. E não deixe de pedir ajuda a amigos ou familiares se encontrar algum problema pela frente.

★ Comemore qualquer quilo ou medida perdidos com recompensas que não tenham a ver com comida. Vá ao cinema, por exemplo.

★ Lembre-se dos benefícios que poderá colher para a sua saúde se seguir esse programa: sua pressão baixará, seu coração ficará mais saudável, seu colesterol alcançará níveis ótimos, você terá menos risco de desenvolver diabetes, sua vida sexual melhorará, você dormirá melhor, terá menos dores e menor probabilidade de desenvolver câncer de cólon e de mama – um pacote de vitalidade perfeito.

★ E o mais importante de tudo é que se você seguir meu programa sem complacências ou desculpas, vai:

✔ renovar o seu corpo;
✔ otimizar sua saúde;
✔ aumentar sua energia;
✔ ter retorno sobre o que investiu.

CAPÍTULO 4

Prepare-se para atacar sua gordura localizada

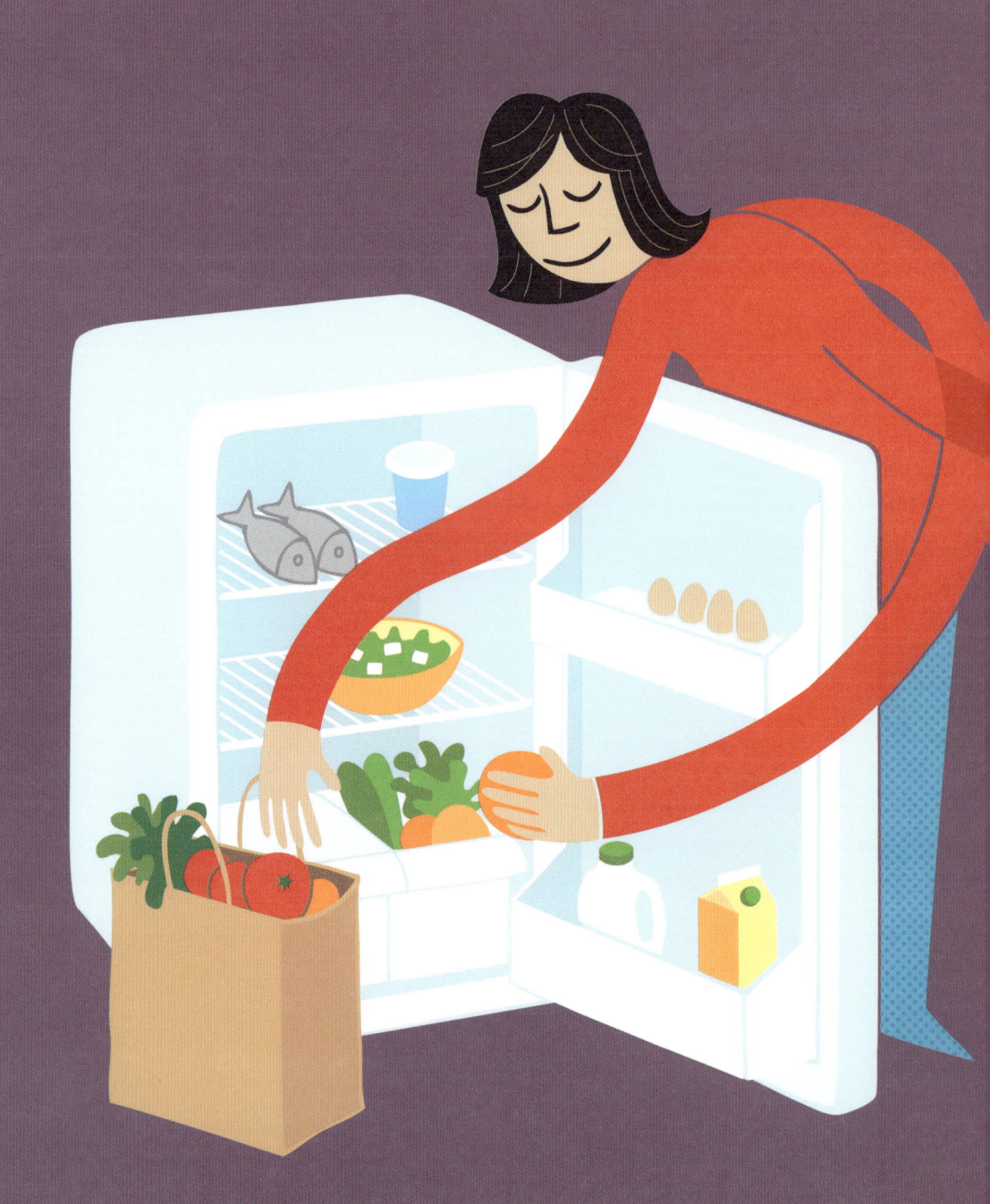

Escrevem-se tantos disparates sobre limpar o organismo que não é de se espantar que ninguém mais compreenda o conceito de desintoxicação. Faz pouco tempo, li em uma revista feminina que um plano de desintoxicação para limpeza profunda constituído de um fim de semana consumindo xarope de bordo faria você se sentir energizado e livre de toxinas. Bobagem! Para um detox eficaz – do qual você consiga colher todos os benefícios para a saúde –, você precisa saber o que está fazendo. Este capítulo não é opcional, ele é o primeiro passo para uma perda de peso eficaz. Portanto, leia-o para descobrir como se persuadir gentilmente a libertar-se de anos de lixo acumulado nos tecidos e em depósitos de gordura do seu corpo.

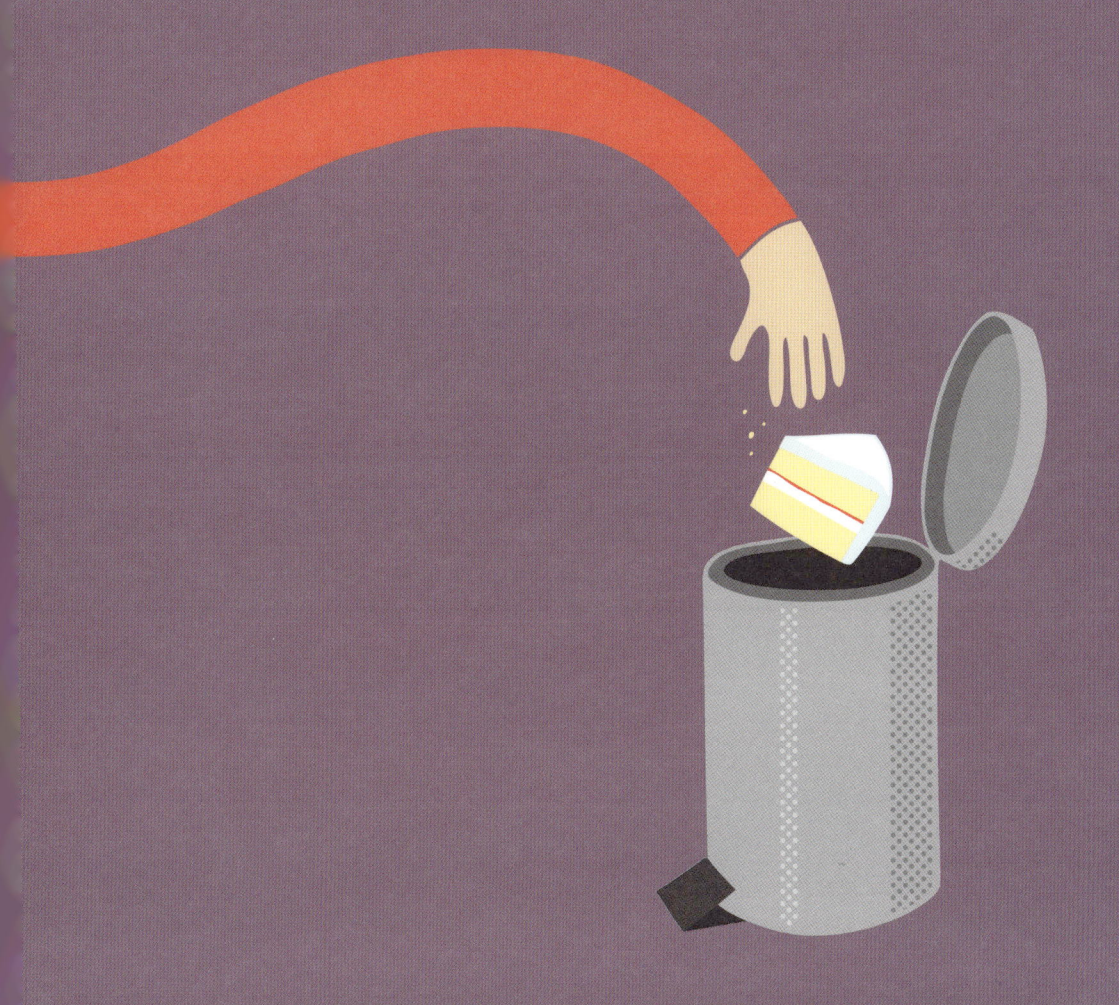

Por que **DETOX?**

Chegou a hora de embarcar em uma desintoxicação (detox) naturopata correta como estágio preliminar para destruir sua(s) gordura(s) localizada(s). Um detox correto é a base de todo tratamento bem-sucedido da medicina natural e é, realmente, uma ferramenta maravilhosa. Na minha opinião, um detox naturopata é o preparo básico para um programa de gordura localizada de seis semanas.

Meus pacientes costumam me perguntar por quanto tempo devem fazer o detox antes de começar um programa de gordura localizada. Minha orientação é que para o detox ser eficaz, é preciso um mínimo de sete dias, o que deve ajudá-lo a se livrar da maioria dos venenos que você tem armazenado.

O QUE É A DESINTOXICAÇÃO (DETOX)?

Você ingere vários produtos químicos tóxicos (corantes, aromatizantes, pesticidas, conservantes, etc.) com a comida e a bebida que consome, e inspira grandes quantidades de toxinas diariamente se o ar que respira for poluído. Os componentes e subprodutos nocivos daquilo que você come, bebe ou respira precisam ser eliminados de seu organismo.

O fígado, os intestinos (as fezes), a pele, os pulmões e os rins (urina) servem para eliminar esses venenos. O sistema nervoso regula a eliminação de toxinas, uma vez que ele controla todos esses órgãos, mas se você estiver cansado e estressado, seu sistema nervoso não vai controlar esse processo tão bem como deveria, o que impede seu organismo de eliminar tudo o que deveria. Se você não expulsar esses venenos, eles vão se acumular em seu organismo: você vai começar a armazenar toxinas nas células adiposas – seu próprio lixo tóxico. Quanto mais toxinas acumuladas, maior será a quantidade de gordura necessária para armazená-las, e maiores serão as chances de você ficar doente. Então, você vai acabar engordando, retendo líquidos, mudando a aparência do seu corpo e se sentindo doente e com baixa autoestima. Simples assim.

A SOLUÇÃO

Eu lanço mão de uma abordagem bastante direta no que se refere à perda de peso direcionada e aposto que ficará com a melhor aparência possível. Todo mundo pode ficar com um corpo bonito – basta ter a orientação certa e agir de maneira apropriada. O primeiro passo de sua tentativa de se livrar da gordura localizada é meu programa detox de sete dias fundamentado em sólidos princípios naturopatas. Você deve parar de comer e beber alimentos poluídos e optar por alimentos limpos e que promovam a desintoxicação. Compre alimentos orgânicos sempre que possível. Esse simples detox vai fazer você se sentir energizado e pronto para atacar sua gordura localizada. À medida que você se envolver com esse programa de dois estágios de desintoxicação e redução da gordura localizada, vou orientá-lo em todos os aspectos na conquista e manutenção de um corpo bonito.

Prepare-se para atacar sua gordura localizada

Plano detox – **AS REGRAS**

Pensando em simplicidade, proponho um plano detox descomplicado. Em vez de desperdiçar seu tempo listando tudo o que você não deve comer ou beber, vou me concentrar naquilo que você pode comer e apreciar. Não coma nada além disso!

✔ Café da manhã com ovos, frutas frescas e mingau de aveia.

✔ No almoço, você pode comer uma salada bem colorida, temperada com azeite extravirgem prensado a frio, acompanhada de peixe fresco grelhado e aspargos frescos. Se você for vegetariano, acrescente feijões à salada (feijão-vermelho, feijão-branco ou similares).

✔ No jantar, uma porção pequena de salada verde com azeite extravirgem prensado a frio e suco de limão, e uma tigela de sopa de legumes feita em casa com ervas aromáticas e alho para incrementar o sabor.

✔ Beba chá quente de ervas, mas não mais do que oito xícaras por dia.

✔ Evite beliscar durante o dia, exceto o que eu listo na página 64.

✔ Evite sal e qualquer tipo de comida industrializada.

✔ Se você sentir fome, faça uma caminhada ou tome um chá quente de ervas.

✔ Compre uma escova ou uma bucha de banho e faça uma esfoliação no corpo inteiro todos os dias na hora do banho, pois isso ajuda a se livrar de toxinas. Faça disso uma prioridade. Não sei por quê, mas muitos de meus pacientes parecem se esquecer dessa parte – eles optam por seguir apenas algumas orientações e ficam se perguntando por que sofrem reações adversas ao detox.

✔ Descanse o máximo possível para dar a seu sistema nervoso a oportunidade de ter todos os órgãos responsáveis pela eliminação de toxinas trabalhando a pleno vapor.

✔ Sua pele precisa respirar, uma vez que ela é uma rota para as toxinas saírem; portanto, deixe-a absorver um pouco de sol se você tiver sorte de morar em um lugar ensolarado ou se for verão. Cinco minutos de sol em cada lado do corpo também farão muito bem para sua saúde mental.

CUIDADO: Se você estiver tomando algum remédio, pergunte a seu médico se não há problema em seguir o plano de alimentação detox por uma semana.

> "Sua dieta detox descomplicada consiste em uma alimentação com **gordura insaturada, principalmente de origem vegetal,** acompanhada de **peixe fresco** e **grãos integrais**."

O QUE ACONTECE em uma dieta detox?

Esteja preparado para uma variedade de emoções e algumas mudanças físicas durante seu detox – afinal de contas, seu corpo está sofrendo um processo de limpeza. Lembre--se de que você está desfazendo o que talvez seja resultado de anos de hábitos levemente ou muito prejudiciais à saúde. Abandonar hábitos nocivos pode ser um processo muito doloroso, mas lembre-se de que esses hábitos é que estão fazendo você perder sua energia e sua saúde.

Você vai sentir fome às vezes.

Você vai se sentir cansado e, vez ou outra, meio desligado.

Você vai ficar ranzinza e mal-humorado ocasionalmente.

Você vai sentir pena de si mesmo e querer comer um chocolate.

Você vai ficar entediado, principalmente se seu foco primário for a comida.

Você vai pensar muito nas suas comidas favoritas.

Talvez você sinta dor de cabeça por alguns dias e seu nariz pode escorrer, uma vez que estará eliminando toxinas pelas vias nasais.

DIA 1 – Talvez você esteja entusiasmado, mas ainda apreensivo. Acalme-se! Compre os alimentos para o seu plano detox, se ainda não os tiver comprado. Use a lista de compras da página ao lado.

DIA 2 – Você estará se sentindo lento e, caso muitas xícaras de café por dia sejam o seu ideal de paraíso, com uma forte dor de cabeça causada pela abstinência dessa bebida.

DIA 3 – Provavelmente você estará dormindo melhor. Ao longo do dia você talvez precise de um descanso, talvez até de uma cochilada.

DIA 4 – Talvez você acorde e se sinta revigorado, mas tente descansar nesse dia. É um dia decisivo. Mantenha o foco, mesmo que você talvez queira uma comida reconfortante, esteja odiando o detox e com vontade de chorar.

DIA 5 – Se você sentir vontade de atacar a geladeira, faça uma caminhada. Sua língua estará empastada e você estará com um pouco de mau hálito. Escove os dentes e passe fio dental antes de sair. Agora seu organismo está oficialmente se desintoxicando.

DIA 6 – Pergunte a si mesmo, nesse dia, se você realmente sente falta de álcool, comida processada e chocolate. Aposto que você não vai sentir falta de como se sentia depois de consumir esse tipo de coisa.

DIA 7 – No final desse dia, sua dieta detox terá acabado e você pode começar a reduzir sua gordura localizada. Daqui para a frente é só sucesso.

DICAS

★ Você deve continuar trabalhando enquanto está em seu plano detox, mas atenção: você vai sentir fome. Talvez você queira organizar seu cronograma de maneira que os dias 4 e 5 caiam no fim de semana.

★ Se você achar difícil sentar e ter uma refeição completa na hora do almoço, troque seu almoço pelo jantar, e leve uma sopa (em uma garrafa térmica) e uma salada para o trabalho (ver p. 66).

★ Descanse e fique sossegado. Ou seja, nada de festas, bebidas depois do trabalho, reuniões familiares ou ficar fora de casa até tarde da noite.

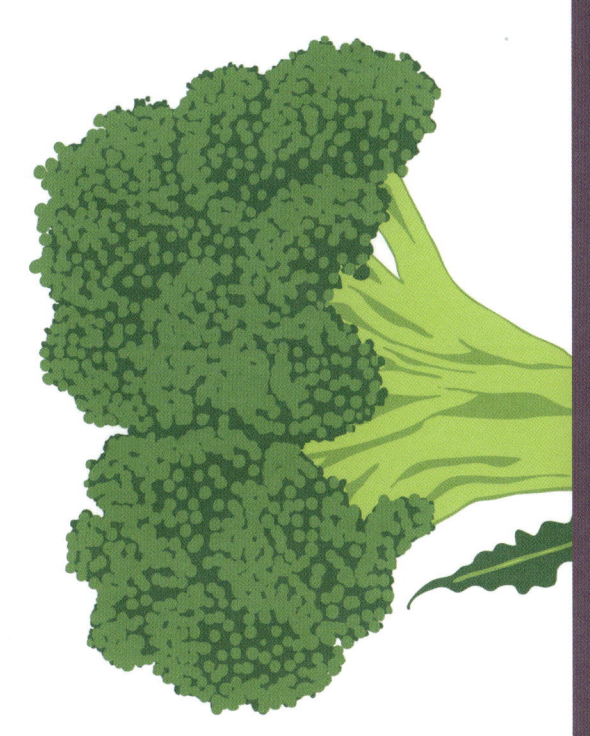

ALIMENTOS PARA COMPRAR E COMER

LEGUMES	FRUTAS	SALADAS	PROTEÍNAS
Alcachofra	Frutas vermelhas	Broto de feijão	Peixe fresco
Aspargo	Maçã	Pepino	Ovos orgânicos
Berinjela	Damasco	Ervilha-torta	Tempeh
Brócolis	Figo fresco	Alface	Tofu
Abóbora	Toranja	Cebola	Salmão orgânico
Cenoura	Uva	Tomate	defumado
Couve-flor	Melão	Salsão	
Abobrinha	Manga	Cebolinha	**LEGUMINOSAS**
Alho	Nectarina		Grão-de-bico
Vagem	Laranja	**CASTANHAS**	Vagem
Cogumelo	Pêssego	**E SEMENTES**	Feijão-vermelho
Cebola	Ameixa	Amêndoa	Feijão-manteiga
Pimentas	Tangerina	Avelã	Feijão-branco
Moranga	Melancia	Noz-pecã	Feijão-carioca
Alga marinha		Noz	Pinoles
Tomate		Semente de girassol	
		Semente de abóbora	

Sugestão de **CARDÁPIO**

Esse é um cardápio detox, e não um menu gourmet com alimentos para excitar o seu paladar e inspirá-lo com os sabores da nova gastronomia. Trata-se de comida simples, saudável e que melhora sua qualidade de vida. Se você se lembrar disso ao se alimentar, vai lidar bem com o detox. Centenas de meus pacientes passaram por isso e conseguiram; portanto, você também vai conseguir.

Não se esqueça de:

✔ comer porções menores que as usuais;

✔ tomar um copo grande de água assim que acordar;

✔ fazer todas as refeições em um prato, sentado à mesa e com garfo, faca e colher, assim você vai sentir que fez uma refeição apropriada. Mastigar bem para facilitar a digestão;

✔ comer duas porções de fruta por dia, entre as refeições, se você sentir fome – mas nenhum outro tipo de lanchinho;

✔ descansar, se você se sentir cansado;

✔ se você sentir muita fome entre as refeições e perceber que está com pouca energia, comer algum legume cru ou tomar uma pequena tigela de sopa de legumes aquecida.

IDEIAS PARA O CAFÉ DA MANHÃ

Escolha uma das opções a seguir:

1 Ovo(s) (cozidos, poché ou mexidos) com verduras cozidas no vapor (p. ex., espinafre) e fatias de salmão defumado. Não use manteiga nem creme de leite no preparo dos ovos mexidos.

2 Salada de frutas frescas da estação com uma colher (de chá) de pinoles ou amêndoas cruas.

3 Mingau de grãos integrais (aveia, espelta, painço, quinoa) deixados de molho de um dia para o outro em água e cozidos com um pouco de suco fresco de maçã. Sirva quente com algumas frutas vermelhas frescas.

4 Suco detox.

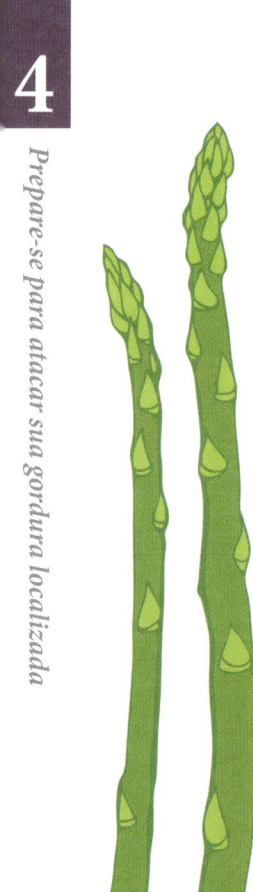

Receita de suco detox (serve seis pessoas)

5 cenouras
4 talos de salsão
4-5 folhas de espinafre
¼ de repolho
3 ramos de dill fresco
1 limão sem a casca

Lave e escove todos os ingredientes, pique-os e bata no liquidificador. Despeje em um copo e beba imediatamente.

IDEIAS PARA O ALMOÇO

Você não precisa inventar muito, basta comer comida fresca e não processada. Não inclua nada que não esteja na lista de compras (p. 63).

Sua refeição deve estar dividida em três porções:

1 UM TERÇO deve ser constituído de salada fresca bem picadinha. Inclua sempre três ingredientes de cores diferentes. Lave-os muito bem e tempere com suco de limão e azeite de oliva extravirgem prensado a frio. Mastigue a salada muito bem antes de engolir, caso contrário a digestão pode ser dificultada e você pode ter gases.

2 UM TERÇO deve ser constituído de legumes cozidos no vapor al dente. (Se você estiver trabalhando e não puder preparar os legumes no vapor, pode fazer uma salada grande que constitua duas porções.)

3 Para a **ÚLTIMA PORÇÃO**, escolha uma das opções a seguir:

★ Sopa de legumes. Fantástica opção para o almoço – acrescente algumas leguminosas e grãos integrais à receita, mas use principalmente legumes. Por exemplo, faça uma sopa de tomate (tomates em lata) com manjericão fresco e feijão-fradinho. Procure receitas de sopas detox na internet e evite acrescentar pimenta, sal ou qualquer outro condimento.

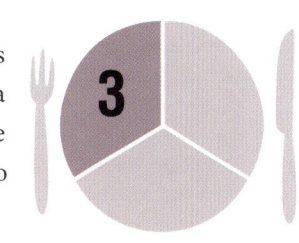

★ Legumes variados com arroz integral e purê de tomate. Cozinhe o arroz previamente e deixe os legumes al dente. Aqueça o purê de tomate, misture aos legumes e ao arroz e sirva bem quente. Experimente acrescentar pimenta chili e ervas frescas para dar mais sabor.

★ Arroz integral com um refogado de aspargo, cebola, alho-poró, espinafre e feijão-fradinho. Primeiro cozinhe o arroz; em seguida, refogue os outros ingredientes em fogo baixo com azeite de oliva extravirgem prensado a frio, misture-os ao arroz e sirva.

★ Peixe fresco grelhado ou salmão defumado.

★ Tofu ou tempeh grelhado com cebolas e alhos assados e com pele.

★ Lentilhas cozidas com alho e cebola, servidas com legumes assados.

★ Salada mista de feijões com legumes picados e ervas frescas.

OBSERVAÇÃO: Fique à vontade para comer muita salada fresca (1) e legumes no vapor (2), mas vá com calma na última porção (3).

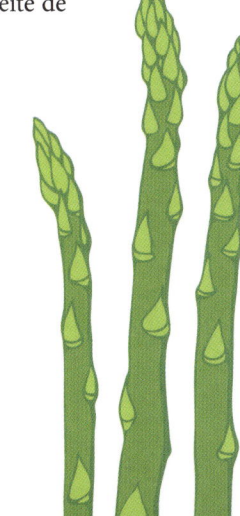

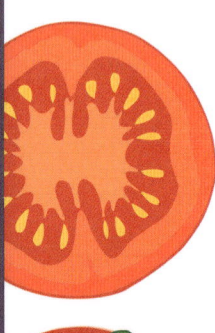

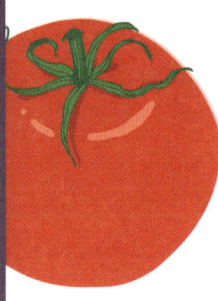

IDEIAS PARA O JANTAR

1 Comece sua refeição com um prato pequeno de salada fresca picada e temperada com suco de limão e azeite extravirgem prensado a frio. Fique à vontade para montar sua salada, mas eu, particularmente, adoro abacate, tomates, manjericão fresco, folhas mistas, pepino ralado e abobrinha crua.

2 Tome uma tigela de sopa caseira fresca.

Quero que você separe um tempo para cozinhar. O maior problema com a alimentação da maioria das pessoas é que elas não querem perder tempo cozinhando, o que costuma justificar a razão por optarem por comida industrializada. Esse plano de detox tem o objetivo de fazer você dedicar um pouco do seu tempo para selecionar sua alimentação e melhorar sua saúde.

Veja como é fácil fazer uma sopa, por exemplo: tudo o que você precisa é cozinhar uma variedade de legumes de que você goste e bater tudo em um liquidificador. Você pode acrescentar pimenta chili se quiser agregar sabor e uma certa picância. Se preparar uma quantidade razoável, pode guardar na geladeira para o dia seguinte e tomar mais uma pequena caneca antes de ir para a cama, para ir dormir se sentindo bem alimentado.

Veja a seguir uma receita encontrada na internet. Levei 30 segundos para encontrá-la e cerca de 20 minutos para prepará-la. Ela é meu achado favorito: uma sopa de espinafre que não contém creme de leite.

Sopa de espinafre (três porções)

Ingredientes	Preparo
2 colheres (sopa) de azeite de oliva prensado a frio	Aqueça o azeite em uma caçarola em fogo médio. Acrescente a cebola e a refogue por alguns minutos, até ficar macia. Junte o alho, a cenoura, o salsão e o alho-poró e refogue por 2 minutos. Acrescente a água, as folhas de louro e o tomilho. Aumente o fogo até começar a ferver, baixe-o e deixe ferver por 15 minutos ou até que os legumes estejam macios. Tire a panela do fogo e descarte as folhas de louro e os ramos de tomilho. Bata a mistura no liquidificador, volte para a panela e acrescente o espinafre. Cozinhe em fogo médio por alguns minutos até o espinafre murchar. Sirva quente e guarde o que sobrar na geladeira.
1 cebola média cortada em cubos	
1 colher (chá) de alho descascado e picado	
1 cenoura média cortada em cubos	
1 talo de salsão cortado em cubos	
1 alho-poró cortado em cubos	
1/4 litro de água	
2 folhas de louro	
1 ramo de tomilho	
1 kg de espinafre fresco picado	

COMO VOCÊ SE SAIU COM O DETOX NATUROPATA?

Você aderiu 100% a ele? Então ganhou uma estrela dourada. Você já tem o que precisa para acabar com sua gordura localizada. **MUITO BEM.**

Trapaceou um pouco, mas nada que você não esteja preparado para admitir? Você acaba de escapar do meu radar, então, continue a leitura.

Trapaceou bastante? Eu sugiro que você **VOLTE AO COMEÇO DO CAPÍTULO** e finja que não desperdiçou sete dias. Recomece como quem quer prosseguir. Vejo você de novo em sete dias.

HORA DE PLANEJAR E ESTABELECER SEU OBJETIVO

Agora que terminou seu detox, quero que estabeleça um objetivo para as próximas seis semanas. Se pular essa etapa, estará se condenando ao fracasso. Se não sabe para onde está indo, como espera chegar lá? Uma dieta sem objetivos claros não faz o menor sentido. Afinal, é você quem vai ter de se encarregar do plano, visualizar o futuro e trabalhar para alcançar o seu sonho, portanto, faça de seu objetivo algo pessoal e factível: completar as próximas seis semanas com paciência, diligência e total comprometimento, ter um corpo proporcional e voltar a se sentir bem com sua aparência. Escreva seu objetivo em um pedaço de papel, fixe na porta da geladeira ou no espelho do banheiro e olhe para ele todos os dias. Você terá de encarar seu objetivo sobre a gordura localizada sempre que pensar em comida.

PREPARE SEU ESPÍRITO, SEUS AMIGOS E SUA FAMÍLIA

Você precisará de ajuda na missão de perda de gordura localizada. Se perder peso fosse fácil, você não estaria lendo este livro. Então, veja a seguir duas regras de ouro que vão ajudá-lo a sobreviver.

REGRA 1

Ignore conselhos de quem não seja magro, saudável e cheio de energia. Se uma pessoa com sobrepeso e falta de energia lhe oferecer qualquer conselho sobre dieta ou estilo de vida, principalmente se tiver a ver com não seguir uma dieta de gordura localizada, ignore-a ou empreste-lhe este livro.

REGRA 2

Peça a uma pessoa em quem você confia e que o ame, que queira que você perca peso e fique com o corpo proporcional, para ser seu porto seguro e sua consciência enquanto você avança no programa.

CAPÍTULO 5

Hora de agir

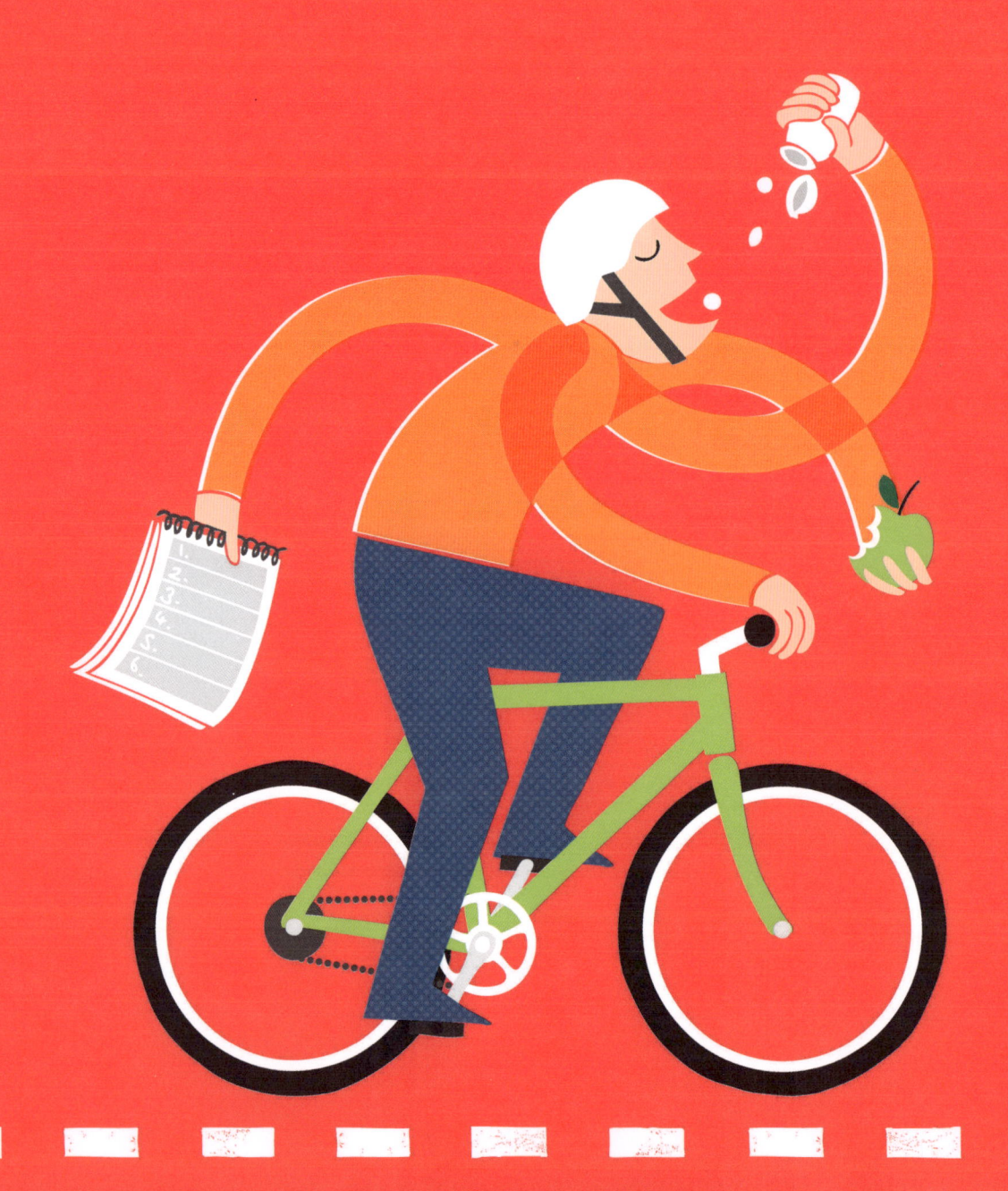

Agora é hora de você empregar sua energia e seus esforços para se livrar de sua(s) gordura(s) localizada(s).

Elaborei minha dieta alimentar (que é explicada detalhadamente no começo deste capítulo) da maneira mais simples possível. Não há nada demais nela; é simplesmente um plano que funciona. Fique à vontade para procurar receitas em livros de receitas ou na internet, mas não quebre as regras simples que criei.

Para cada gordura localizada, elaborei um resumo de alimentação, estilo de vida e fatores ambientais específicos que podem influenciar seu depósito de gordura. Eu também listo os suplementos naturais e nutricionais que você vai precisar tomar para impulsionar a perda de gordura. Se não tomar os suplementos, será por sua conta e risco! Saiba que eles funcionam e são essenciais para o seu sucesso.

Exercícios físicos também são essenciais para alcançar bons resultados. Logo após meu plano de alimentação, apresento algumas informações importantes sobre a execução de alguns exercícios. No fim de cada seção de gordura localizada, há um programa de exercícios elaborado por profissionais e feito sob medida para você seguir ao longo das próximas seis semanas. Esses programas inspiradores e motivacionais não são nem difíceis nem impossíveis, portanto, encare o desafio!

DIETA MEDITERRÂNEA do Max

Meu plano de alimentação ideal é baseado nos princípios alimentares da região mediterrânea. Por quê? Porque é a maneira mais saudável de comer no longo prazo. Os princípios básicos de uma dieta mediterrânea são os que pretendo seguir para TODAS as gorduras localizadas, EXCETO para a gordura peitoral, embora cada gordura localizada também inclua suas próprias recomendações específicas.

Um artigo publicado recentemente no *British Medical Journal* resume por que eu quero que você opte por essa dieta:

"Estudos científicos provaram que a dieta mediterrânea diminui os níveis de gordura no sangue (colesterol e triglicerídeos), reduz a resistência à insulina e aumenta os níveis de antioxidantes protetores, como o licopeno (encontrado no tomate)".

PRINCÍPIOS BÁSICOS DA DIETA MEDITERRÂNEA

VERDURAS E FRUTAS, LEGUMES E FEIJÕES, GRÃOS INTEGRAIS E GORDURAS SAUDÁVEIS — 50%

PEIXE FRESCO — 25%

OVOS, AVES, QUEIJO (CABRA, VACA, OVELHA), CASTANHAS E SEMENTES — 15%

CARNES MAGRAS — 10%

Passei mais de 25 anos observando o que as pessoas comem e estou convencido de que a cozinha mediterrânea é um tipo de dieta que me sinto confortável em recomendar como a base para uma alimentação saudável. Eu conheço o método mediterrâneo de cozinhar muito bem, uma vez que minha adorada esposa é portuguesa, portanto, é de coração que eu o recomendo. Está na hora de você parar de consumir os hipercalóricos e pouco nutritivos alimentos processados e desfrutar dos maravilhosos benefícios para a sua saúde que uma dieta mediterrânea pode proporcionar.

A tabela (p. 70) resume de maneira precisa o que constitui uma dieta mediterrânea. A maior parte dos alimentos que você come ao longo do dia deve ser composta de frutas, verduras e legumes, bem como de grãos integrais e um pouco de gordura insaturada. Os meus pacientes, antes de iniciar um de meus programas, anotam minuciosamente tudo o que comem durante o dia. Eu quase sempre fico atônito quando leio esses relatórios. Mais de 68% deles raramente comem frutas, 38% não gostam de e não comem legumes e os únicos vegetais que espantosos 67% dos que têm menos de 40 anos de idade comem são batata e ervilha. Frutas, verduras e legumes fornecem nutrientes essenciais, e minha regra é: se você deixou de comer uma das cinco porções diárias desses alimentos em um dia, no dia seguinte terá de comer seis porções.

Peixe fresco é outro item que deve estar sempre presente em sua alimentação. Inclua aves e laticínios de modo ocasional e carne vermelha raramente. Apresento mais detalhes nas minhas **REGRAS SIMPLES** (p. 72), então, continue lendo para descobrir o que exatamente minha dieta proporciona. Tente comprar alimentos orgânicos sempre que possível, assim você estará consumindo comida de boa qualidade e sem aditivos químicos.

Não se esqueça de que falarei sempre sobre alimentos específicos que devem ser consumidos ou evitados no programa referente a cada gordura localizada, e também vou dar ideias de como organizar um cardápio.

OBSERVAÇÃO IMPORTANTE

A maioria das minhas dietas para gordura localizada precisa de algum tempo de dieta detox além daquela que você fez por uma semana (capítulo 4), que é o que acontece quando você para de comer comida não saudável. Por alguns dias você pode se sentir como se estivesse gripado, com dores no corpo, problemas para dormir, cansaço e dores de cabeça. Isso é normal; o seu corpo está aproveitando a oportunidade para fazer uma limpeza interna. Por favor, seja perseverante e não use esses sintomas como desculpa para desistir.

REGRAS SIMPLES

Eu recomendo 15 requisitos-chave para a minha dieta mediterrânea. Faça essas alterações na sua alimentação o mais depressa possível. Nenhuma delas vai exigir muito de você, ainda que os benefícios sejam enormes.

1 NÃO CONSUMA AÇÚCAR

O açúcar eleva a quantidade de glicose no sangue com muita velocidade, o que acaba sendo armazenado como gordura. Pense na gordura do corpo como açúcar indesejado e inútil. Não acrescente açúcar a nenhum alimento ou bebida e evite alimentos açucarados. Isso significa nada de doces, bolos, biscoitos, bebidas frisantes, panquecas, sorvetes – a lista não acaba! Se você ainda não tem certeza do que evitar, dê uma olhada no quadro sobre alimentos com índice glicêmico elevado na página 97.

2 AME VERDURAS E LEGUMES

Minha recomendação é que você consuma 5 porções de verduras ou legumes por dia. Deguste-os levemente cozidos no vapor, assados, crus em saladas ou mesmo cozidos. Legumes congelados são liberados, melhor ainda se forem orgânicos. Uma porção corresponde a aproximadamente uma cenoura média ou um punhado de feijões, por exemplo.

3 CONSUMA MUITAS FRUTAS

Consuma no mínimo duas porções de frutas frescas, orgânicas e lavadas por dia, mesmo no inverno. As frutas têm fibras e compostos químicos naturais que fazem muito bem para a saúde. Mas lembre-se de que elas devem estar bem frescas para você aproveitar ao máximo seus benefícios nutricionais; quanto mais madura a fruta, menor a quantidade de nutrientes. Veja orientações sobre porções de frutas no quadro na página 73.

4 CONSUMA MUITAS LEGUMINOSAS E FEIJÕES

Não tem certeza sobre o que é uma leguminosa? A lista inclui grão-de-bico, lentilha, feijão-manteiga, soja, vagem, ervilha seca e feijão-preto. Todas são fontes de fibras, proteínas e minerais e devem ocupar um lugar de destaque em sua alimentação do dia a dia. Adicione leguminosas e feijões a sopas e saladas, e pesquise em livros de receitas para se inspirar. Eu, por exemplo, uso lentilha no lugar de arroz branco, principalmente para acompanhar peixe fresco ou frango grelhado.

5 CONSUMA PEIXES E FRUTOS DO MAR REGULARMENTE

Na região mediterrânea, come-se peixe regularmente. O óleo de peixes como cavala, truta, arenque, sardinha, atum e salmão é conhecido por ser rico em saudáveis ácidos graxos ômega-3. Essa gordura protege o coração, melhora a pele e aumenta a disposição. Porém, há um problema: o óleo de peixe também é muito poluído. Alguns desses peixes estão contaminados com índices elevados do perigoso mercúrio e de um produto ainda mais nocivo chamado bifenilas policloradas (PCBs). Recomendo, portanto, que você consuma o óleo de peixe apenas uma vez por semana (óleo de peixes pequenos, como cavala e sardinha, é melhor do que de peixes grandes, como atum) e coma peixes de carne branca pelo menos duas vezes por semana.

OBSERVAÇÃO: Acrescentar linhaça (também uma fantástica fonte de fibras que pode ser adicionada a cereais ou a saladas) e óleo orgânico de linhaça à sua alimentação aumentará seus níveis de ômega-3 sem o risco de contaminantes do mar.

6 CONSUMA REGULARMENTE UMA BOA VARIEDADE DE GRÃOS INTEGRAIS

Integral significa inteiro e, no caso dos grãos, significa que você estará comendo um produto com as vitaminas e as fibras intactas; você aproveita todos os benefícios desses alimentos, como a natureza tinha planejado. Portanto, compre apenas massas com farinha integral, pão integral e arroz integral. É importante variar porque você estará quebrando a rotina de uma infinidade de sanduíches e torradas à base de carboidratos de farinha. Existem grãos fabulosos, incluindo painço, quinoa, amaranto e centeio; então, comece a experimentá-los em suas receitas.

7 CONSUMA ÁLCOOL COM MUITA MODERAÇÃO

Uma taça de vinho por dia é o ideal, e acredito que essa quantidade pode trazer benefícios físicos e emocionais. No entanto, se você toma mais de uma taça por dia, bebe compulsivamente ou usa o álcool para relaxar, precisa parar de beber ou se limitar às minhas recomendações sobre bebida. Na minha dieta está liberada uma taça pequena (148 ml) de vinho para as mulheres e não mais do que uma taça média (296 ml) para os homens por dia.

8 COMA POUCA CARNE

A gordura animal representa um risco óbvio para a saúde do coração. Quero que você diminua drasticamente o consumo de **CARNE VERMELHA**. Você pode, porém, consumir frango orgânico (sem a pele) e carne de peru duas vezes por semana. Se realmente não conseguir sobreviver sem carne vermelha, delicie--se com uma fatia de carne magra orgânica a cada três semanas. Posso ouvi-lo choramingar: "Mas de onde vou tirar o ferro?". Folhas verde-escuras são uma boa e saudável fonte de ferro, e, como você estará consumindo 5 porções diárias de verduras e legumes, não deixe de incluir espinafre, acelga, ervilhas, aspargos, salsa, couve-de-bruxelas e beterraba.

O QUE É UMA PORÇÃO DE FRUTA FRESCA?

★ Frutas pequenas: uma porção corresponde a uma ou duas frutas pequenas. Por exemplo, 2 ameixas, 2 mexericas pequenas, 2 kiwis, 3 damascos, 6 lichias, 7 morangos, 14 cerejas.

★ Frutas médias: uma porção é uma fruta. Por exemplo: 1 maçã, 1 banana, 1 pera, 1 laranja, 1 nectarina.

★ Frutas grandes: uma porção é, por exemplo, meia toranja, 1 fatia de papaia, 1 fatia de melão (5 cm), 1 fatia grande de abacaxi, 2 fatias de manga (5 cm).

9 GORDURAS SAUDÁVEIS EM VEZ DE GORDURA NENHUMA

Minha dieta mediterrânea não tem a intenção de tirar a gordura da sua vida, mas sim de ajudá-lo a fazer ótimas escolhas sobre os tipos de gordura que vai consumir. Eu o desaconselho a consumir alimentos com altos níveis de gordura saturada (queijo de leite de vaca, manteiga e carnes gordurosas, uma vez que todos contêm gordura animal) e gorduras hidrogenadas (margarina), uma vez que elas podem causar doenças cardíacas. Minha regra de ouro é que se uma gordura fica esbranquiçada e espessa em temperatura ambiente, ela provavelmente vai se comportar da mesma maneira em suas artérias. No entanto, algumas gorduras – as monoinsaturadas e as poli-insaturadas – em pequenas quantidades fazem bem para a saúde. O azeite de oliva é um exemplo de gordura monoinsaturada, e o extravirgem prensado a frio contém os níveis mais elevados dos componentes químicos que ajudam a manter a saúde. Adoro azeite orgânico; experimente sempre colocar um fio de azeite em verduras e legumes.

10 CONSUMA POUCOS DERIVADOS DO LEITE DE VACA

Reduza drasticamente o consumo de queijos amarelos integrais duros ou macios, uma vez que eles são ricos em gorduras altamente calóricas. De vez em quando, você pode consumir queijo branco de ovelha ou de cabra – o meu favorito é o feta, mas o halloumi e a mozarela também são bons (bem como o cottage). Procure também consumir diariamente uma porção de iogurte natural probiótico sem açúcar (se não for no café da manhã, acrescente um potinho à sopa ou ao molho para massa). O cálcio contido nos queijos de vaca, cabra e ovelha é importante para a saúde dos ossos, e as bactérias vivas encontradas no iogurte vão ajudar a melhorar sua digestão e aumentar sua imunidade.

11 INCLUA ERVAS E ESPECIARIAS

Ervas e especiarias agregam sabor e aroma aos alimentos e reduzem a necessidade de sal ou gordura. São ricas em uma variedade de antioxidantes que colaboram para a saúde. Experimente usar ervas frescas como coentro e manjericão, e especiarias como cúrcuma, páprica e gengibre.

12 COMA OVOS

A ideia de que o ovo aumenta o colesterol está realmente ultrapassada, então, tenha uma saúde melhor comendo mais ovos. Eles têm alto valor proteico e são um ingrediente muito útil, ou a base para uma refeição. Eu sempre consumo ovos orgânicos, não é muito a pagar por um produto mais saudável.

13 DELICIE-SE COM CASTANHAS E SEMENTES

Tenha sempre amêndoas, castanhas-de-caju, pistaches e nozes orgânicas à mão e coma um punhado como um lanchinho rápido. Não exagere, pois castanhas são bastante calóricas. O mesmo se aplica às sementes. Elas são cheias de benefícios, mas também são ricas em calorias. Experimente acrescentar algumas colheres (de chá) de gergelim e sementes de girassol a suas saladas.

14 VERIFIQUE O TAMANHO DA SUA PORÇÃO

Alimentos da primeira linha da tabela **PRINCÍPIOS BÁSICOS DA DIETA MEDITERRÂNEA** (p. 70) podem ser consumidos em grandes quantidades e com maior frequência, mas o tamanho das porções e a frequência com que se come devem ser reduzidos nos outros grupos alimentares da tabela.

15 FAÇA SUAS REFEIÇÕES ACOMPANHADO

A comida deve estar associada à alegria e ao prazer, portanto, faça suas refeições acompanhado de outras pessoas, se possível, e saboreie cada garfada.

CONSUMO DE SUPLEMENTOS NUTRICIONAIS GERAIS

Acredito que não seja possível tirar todos os nutrientes vitais da comida, pois eles geralmente não estão nos alimentos atuais (métodos de produção intensiva, esgotamento do solo, processamento da comida, métodos de preparo precários e grandes distâncias que um alimento percorre até chegar à sua mesa estão roubando grande parte de seus benefícios naturais). A poluição ambiental e nossa vida agitada também geram uma necessidade maior de nutrientes para proteger nossa saúde e permitir um bom funcionamento do organismo.

Além de aderir à dieta mediterrânea, recomendo que você tome dois suplementos por dia. Um multivitamínico e mineral fornece muitos nutrientes básicos de que o organismo precisa para regular os hormônios. E o outro serve para complementar sua dieta com cápsulas de óleo ômega-3. Adquira cápsulas de alta qualidade (veja quadro à direita) para não ingerir óleos de peixe poluídos.

COMO COMPRAR, O QUE PROCURAR

Compre suplementos nutricionais de boa qualidade em lojas de alimentos saudáveis ou com algum profissional de saúde, como um naturopata ou um nutricionista. Funcionários de lojas de alimentos saudáveis geralmente conhecem produtos de qualidade e estão dispostos a ajudar. Se não estiverem, compre em outro lugar. Eu não recomendo comprar suplementos em farmácias, pois seus funcionários não têm tanto conhecimento do assunto. Também é possível comprar pela internet, de sites confiáveis, mas tenha em mente que o barato sai caro. Suplementos baratos demais significam uma de duas coisas: níveis baixos de ingredientes ativos ou pilantragem. Matérias-primas de qualidade custam caro, assim como a manipulação adequada na hora da produção. Portanto, compre com inteligência e sempre faça perguntas antes de adquirir qualquer produto.

Há mais informações sobre suplementos multivitamínicos, minerais e de óleo de peixe neste capítulo, nas seções específicas de cada gordura localizada.

ÓLEO DE PEIXE

Existem alguns requisitos que você deve procurar em um óleo de peixe antes de adquiri-lo:

★ Níveis indetectáveis do metal pesado mercúrio.

★ Níveis indetectáveis de hidrocarbonetos aromáticos policíclicos (HAPs).

★ Baixo índice de peróxido, que é um parâmetro de rancidez; quanto mais baixo o índice, melhor o óleo. Se o óleo de peixe não tiver sido estabilizado com ingredientes como antioxidantes, ele pode ficar rançoso e tóxico rapidamente.

5

Hora de agir

Orientações gerais sobre **EXERCÍCIOS**

Os programas de exercícios deste capítulo são todos elaborados para aumentar o fluxo sanguíneo para as áreas de gordura localizada a fim de ajudar a tirar a gordura das células e reduzir a cilada alfa-2 (pp. 20-21) em alguns casos. Leia estas informações antes de se concentrar em sua gordura localizada específica neste capítulo.

A maneira mais eficiente de perder peso é a combinação de exercícios cardiovasculares e de resistência que trabalham os grandes grupos musculares inferiores e superiores. Se você alternar exercícios inferiores e posteriores, seu coração terá de acelerar, trabalhando em um nível elevado para bombear energia suficiente para os músculos dos membros inferiores e posteriores. Esse grande esforço ajuda a diminuir a gordura do corpo, aumenta a massa magra e deixa seu ritmo metabólico em um nível ideal para queimar mais calorias.

O QUE ESTÁ ENVOLVIDO?

Para todas as gorduras localizadas, você precisa, antes de começar os exercícios de resistência dos membros inferiores e superiores, aquecer os músculos e acelerar o ritmo cardíaco e a circulação sanguínea. A beleza desses movimentos combinados é que eles trabalham o corpo inteiro em uma única sessão. Complete toda sessão na sequência a seguir:

★ Exercícios cardiovasculares (aquecimento);
★ Exercício 1 de membros superiores;
★ Exercício 1 de membros inferiores;
★ Exercício 2 de membros superiores;
★ Exercício 2 de membros inferiores;
★ Exercícios cardiovasculares (apenas para algumas gorduras localizadas).

Veja na seção correspondente à sua gordura localizada os seus exercícios de resistência. Todos eles foram selecionados para garantir que você trabalhe os principais músculos do corpo com movimentos que farão você obter os melhores resultados.

Faça os exercícios usando apenas o peso do corpo ou pesos de mão para aumentar a resistência, dependendo de seu nível de condicionamento e de sua familiaridade com os movimentos. Todos eles podem ser feitos em casa, ao ar livre ou na academia, e são dadas, em cada seção, variações e ideias conforme o progresso individual. Dê o máximo de si durante os exercícios, mas não a ponto de se esgotar e não conseguir executar as repetições. Pesquisas têm mostrado que se exercitar regularmente até o esgotamento pode ter um efeito negativo sobre a resposta hormonal de seu organismo aos exercícios.

OUTRAS ATIVIDADES

Além do programa de exercícios de seis semanas que apresentarei a seguir para sua gordura localizada específica, movimente bastante seu corpo diariamente – caminhando, fazendo subidas, dançando, alongando-se. Além disso, encontre algumas atividades para fazer que realmente considere prazerosas e energizantes – de preferência ao ar livre. Aliadas a suas sessões de exercícios, o que você estará buscando será uma sensação de energia e vitalidade aumentada e um ritmo metabólico ideal.

Qualquer tempo que você passar em um ambiente tranquilo ou meditando e respirando fundo também ajudará a relaxar, caso seus níveis de estresse estejam muito altos. Tente, ainda, dormir pelo menos oito horas por dia, de modo que seu organismo se sinta o mais energizado possível.

EXERCÍCIOS DE RESISTÊNCIA

Veja nas seções de cada gordura localizada os exercícios que se aplicam a seu caso.

EQUIPAMENTO EM CASA e ao ar livre: use livros (ou uma sacola de livros para mais peso), garrafas de água de tamanhos variados, galhos de árvores ou o que quiser como pesos de mão.

EQUIPAMENTO NA ACADEMIA, ou se você possuir equipamentos de condicionamento: halteres, anilhas, bola de ginástica, kettlebells, cross over, puxador 2 em 1, equipamento de assistência de barra fixa, barra no batente da porta, elástico de resistência 1 (trespassado em algum objeto firme acima da altura da cabeça), elástico de resistência 2 (trespassado em algum objeto firme acima da altura da cabeça e nos seus joelhos, e seus joelhos no interior do elástico).

STIFF

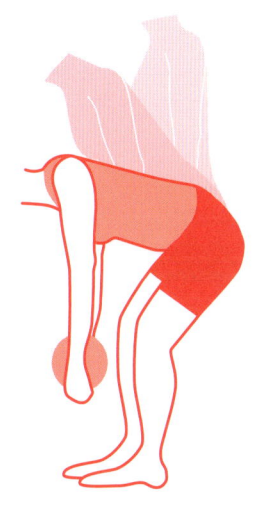

1 Fique em pé, com os pés afastados na largura dos ombros, e segure o peso de mão (se estiver usando barra, bola, halteres, sacola, etc.) no chão, entre os pés, de maneira que ele fique paralelo a seus dedos dos pés.

2 Flexione os joelhos até que suas coxas fiquem paralelas ao chão e ponha os braços entre as pernas. Segure os pesos que estão entre seus pés. Mantenha o queixo paralelo ao chão o tempo todo e projete o peito para fora.

3 Levante-se com o peso nas mãos e deixe a coluna reta. Em seguida, abaixe-se, tocando levemente o peso no chão, e repita. Expire quando se levantar e inspire quando se abaixar.

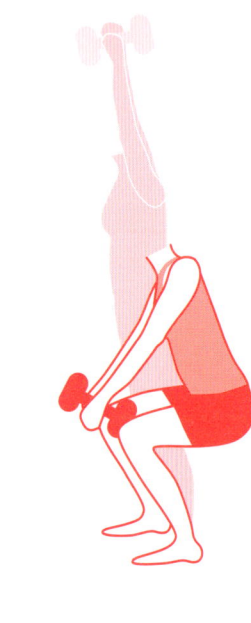

STIFF COM ELEVAÇÃO

O stiff com elevação é a mesma coisa que o stiff (página anterior), mas com um movimento de braço adicional:

Da posição **2** (posição abaixada com os braços entre as pernas), vá erguendo os braços em um movimento oscilatório enquanto fica em pé e eleve os braços retos acima da cabeça (assim você vai criar um movimento semicircular com seus braços, se observado de lado). Faça esse movimento só com o peso do corpo ou com peso adicional, como uma bola de ginástica ou halteres de mão, mas comece com pesos leves, uma vez que esse é um movimento de energização.

PULL-DOWN

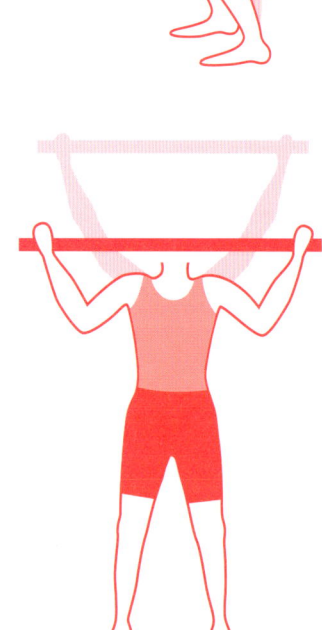
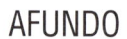

1 Segure o peso com as mãos, fique em pé com os braços abertos um pouco acima da cabeça e em largura um pouco maior do que a dos ombros. Use um elástico de resistência para esse exercício, se quiser.

2 Levante e abaixe os braços e flexione e estique os cotovelos. Atente para a postura: mantenha o queixo erguido, os ombros para trás e a coluna reta e alongada.

3 Faça uma pausa de 1 segundo e volte o peso/elástico para a posição inicial, mantendo os ombros relaxados enquanto executa o movimento. Expire quando abaixar os braços e inspire quando levantá-los. Controle o peso/elástico ao fazer os movimentos.

ALTERNATIVA: faça esse exercício em uma barra fixa usando o peso do corpo. Uma versão mais fácil do exercício de barra é fazer os mesmos movimentos, mas sentado, mantendo os pés no chão.

AFUNDO

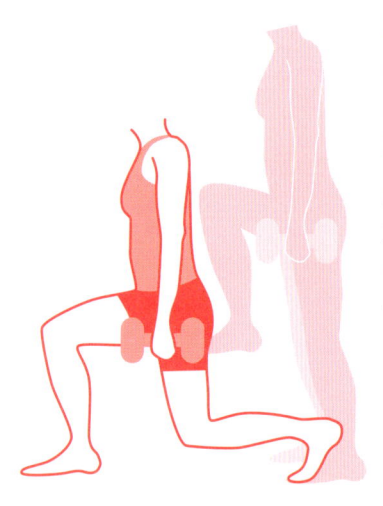

1 Fique em pé com os pés paralelos. Segure pesos de mão, se quiser.

2 Dê um grande passo à frente de maneira que a canela da perna da frente fique perpendicular ao chão quando você agachar. Leve o joelho da perna de trás em direção ao chão.

3 Volte a perna para a posição original e faça o mesmo movimento com a outra perna para um afundo estático, ou coloque uma perna de cada vez à frente, para um afundo de caminhada. Mantenha a postura, com o peso do corpo centralizado e os quadris e os ombros paralelos. Inspire quando se abaixar e expire quando se levantar.

ELEVAÇÃO

1 Deite-se de costas em posição de supino, de preferência sobre travesseiros ou em uma banqueta de academia (de maneira que seu torso fique ligeiramente mais alto que o chão e você possa baixar bem os cotovelos para conseguir uma amplitude total de movimento).

2 Segure um peso em cada mão. Levante os braços em direção ao céu, mantendo as mãos um pouco mais afastadas que a largura dos ombros.

3 Abaixe os pesos, inclinando os cotovelos, mas mantendo as mãos apontadas para cima, até que estejam do lado do seu peito e dos seus ombros.

4 Mantenha essa posição por um segundo, em seguida, volte à posição inicial (posição **2**). Inspire ao abaixar os pesos e expire ao erguê-los. Mantenha a lombar em contato com os travesseiros ou a banqueta o tempo todo.

OBSERVAÇÃO: a flexão é uma variação da elevação que usa o peso do seu corpo como resistência.

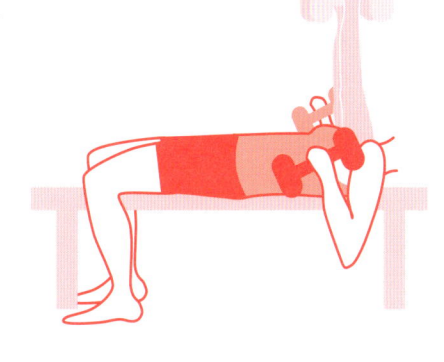

AGACHAMENTO

1 Fique em pé, com os pés afastados na largura dos joelhos e com o peso do corpo distribuído igualmente entre os dois pés para que você se sinta firmemente preso ao chão. Erga qualquer peso com as mãos na altura dos ombros.

2 Flexione os joelhos, levando os glúteos para trás e para baixo, mantenha o queixo paralelo ao chão e inspire.

3 Com a coluna reta, faça força com os pés como se estivesse empurrando o chão e fique em pé, expirando durante o movimento.

AGACHAMENTO E ELEVAÇÃO

1 Execute os movimentos **1**, **2** e **3** do **AGACHAMENTO** com as pernas, mas mantenha o peso das mãos na altura do peito ou, se estiver usando um peso em cada mão, na altura dos ombros.

2 Ao se levantar, vá estendendo os braços e levantando o peso de forma que, quando você ficar em pé, todo o peso estará sobre a sua cabeça.

3 Retorne o peso para a altura dos ombros ou do peito enquanto inspira.

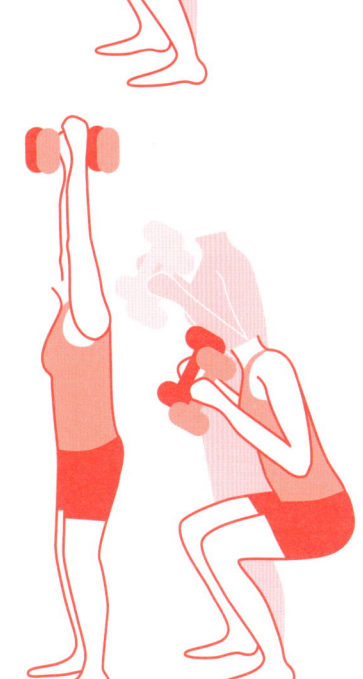

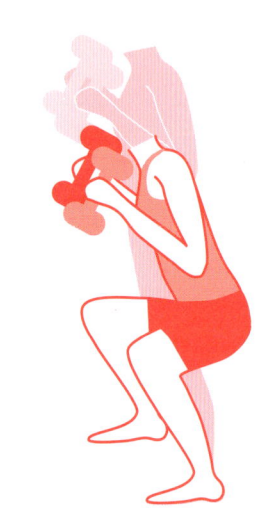

AGACHAMENTO SUMÔ

1 Fique em pé, com os pés afastados além da largura dos ombros, a ponta dos pés para fora e segurando o peso na altura do ombro. Mantenha o peso do corpo distribuído igualmente entre os dois pés, o queixo paralelo ao chão e a coluna reta.

2 Flexione os joelhos e abaixe o corpo o máximo possível na posição sentada (como se você estivesse se sentando em uma cadeira) e inspire.

3 Depois que você chegar ao seu limite, empurre o chão com os pés para retornar à posição inicial, expirando enquanto o faz.

REMADA

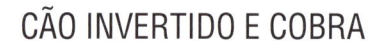

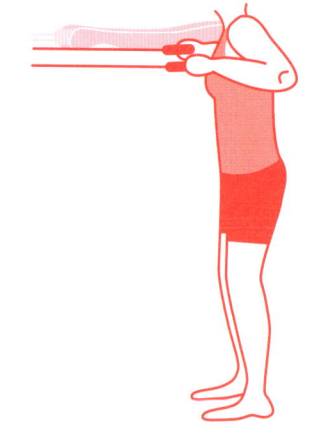

1 Fique em pé e mantenha os pés afastados na largura dos ombros. Use uma barra de body pump para segurar seu peso, se estiver usando, ou posicione-se em um equipamento próprio de remada. Segure o peso na altura do peito e estenda os braços quase completamente.

2 Puxe o peso em direção ao seu peito, permanecendo com a postura ereta o tempo todo. Mantenha os ombros para trás e os cotovelos na altura dos ombros, e comprima a parte de cima das costas, expirando durante o movimento.

3 Inspire ao voltar lentamente para a posição **1**.

CÃO INVERTIDO E COBRA

1 Fique de quatro no chão com os joelhos abaixo dos quadris, a ponta dos pés dobrada, como se estivessem agarrando o chão, e as mãos abaixo dos ombros.

2 Empurre os glúteos para cima e para trás, estendendo os joelhos para alongar as pernas, e inspire. Mantendo os pés na largura dos quadris, empurre os calcanhares em direção ao chão e estenda os braços. Alongue a coluna empurrando o peito na direção dos dedos dos pés. Mantenha essa clássica posição de montanha para alongar todo o corpo.

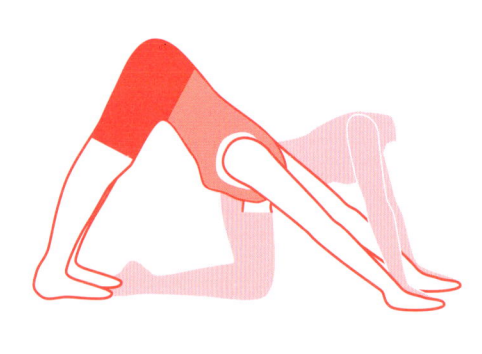

3 Da posição cachorro olhando para baixo, vá para a posição cachorro olhando para cima: ao expirar, flexione os cotovelos e deixe os quadris abaixarem e vire para a frente, de maneira que sua pélvis fique no chão. Ponha o peito dos pés no chão. Em seguida, estenda a parte de cima do corpo erguendo a cabeça e o peito o máximo possível. Inspire e volte para a posição **1**.

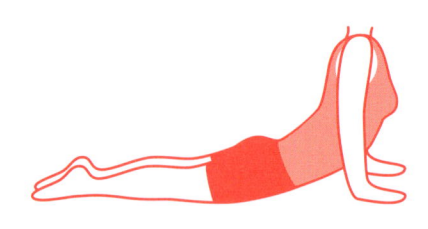

CRUCIFIXO

1 Deite-se de costas em um banco e segure um peso em cada mão. Estenda os braços à frente dos ombros com as palmas das mãos viradas uma para a outra e os cotovelos muito levemente flexionados.

2 Afaste as mãos para criar um T com seu tronco e seus braços (abertos para os lados). Inspire e mantenha uma boa postura com a coluna reta durante todo o movimento.

3 Retorne à posição **1**, expirando e mantendo os braços esticados com os cotovelos ainda muito levemente flexionados.

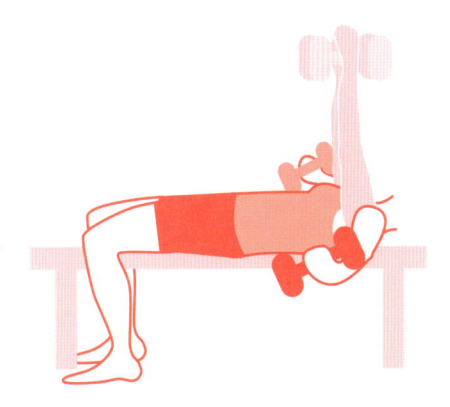

PUXADA UNILATERAL EM PÉ COM CABO

Repita com o lado esquerdo depois que tiver executado os três passos a seguir:

1 Posicione um cabo, ou fixe uma ponta de um elástico de resistência 1 na altura da cabeça. Segure a ponta solta com a mão direita. Estenda seu braço direito, dê um passo à frente com a perna esquerda e flexione o joelho esquerdo. Sua perna direita vai estar atrás e quase esticada. Flexione o cotovelo esquerdo para que sua mão esquerda fique próxima do seu ombro esquerdo e mantenha o cotovelo alto.

2 Expire e puxe o elástico de resistência em direção ao seu ombro direito. Estenda o braço esquerdo ao fazer esse movimento, flexione a perna direita e estenda a perna esquerda de maneira a passar o peso do corpo para a perna direita.

3 Retorne à posição **1** controlando os movimentos e inspirando.

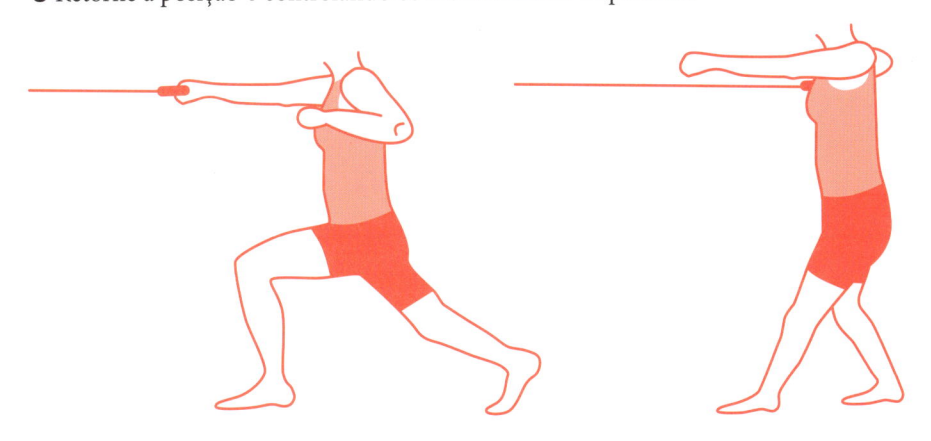

PNEUZINHOS

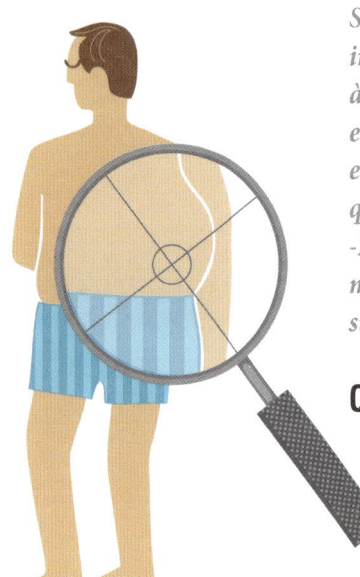

Se você tem pneuzinhos, é muito provável que tenha resistência à insulina: as células do corpo não conseguem reagir adequadamente à insulina na corrente sanguínea e se recusam a permitir que a glicose entre nas células, fazendo com que mais e mais insulina seja liberada e que glicose em excesso se instale na corrente sanguínea. O outro fator que influencia sua gordura localizada são os receptores alfa-2 (pp. 20--21). Quanto mais receptores alfa-2 você tem, mais difícil é perder peso nessa região do corpo. Então leia o que vem a seguir para acabar com sua gordura localizada.

QUE HÁBITOS ALIMENTARES CONTRIBUEM?

Os tipos de carboidratos que comemos têm um impacto significativo em nossos níveis de glicose e em quanto nosso organismo tem de trabalhar para manter os níveis normais de glicose no sangue. Alimentos que contêm alta porcentagem de carboidratos incluem cereais, grãos, legumes com amido (principalmente raízes) e frutas. Os carboidratos são divididos em dois grupos: simples e complexos. Os carboidratos simples, que incluem glicose e açúcar comum, são encontrados em muitos alimentos refinados e processados, como bolos, pães brancos, doces e massas. Esses carboidratos simples são digeridos rapidamente pelo organismo e absorvidos pela corrente sanguínea, causando uma significativa elevação nos níveis de glicose no sangue e resultando em uma rápida e excessiva reação da insulina do pâncreas, já que ela tenta limpar o excesso de açúcares no sangue. A dieta ocidental comum é repleta desses alimentos refinados e processados.

QUE HÁBITOS DO ESTILO DE VIDA CONTRIBUEM?

Os dois principais hormônios adrenais envolvidos no controle do estresse e do açúcar no sangue são o cortisol e a adrenalina (ver quadro, p. 27). Esses hormônios aguçam nossos reflexos e nos permitem tomar decisões rápidas em situações de perigo. O estresse aumenta a produção de cortisol adrenal e isso pode resultar em resistência à insulina, já que o cortisol evita que a insulina faça seu principal trabalho, que é transportar a glicose para as células. Eu recomendo um suplemento na página 91 para ajudar suas adrenais a lidarem com o estresse.

QUE FATORES AMBIENTAIS CONTRIBUEM?

Sua família e seus colegas podem ser o fator ambiental que mais contribui para sua resistência à insulina e para seus problemas com açúcar. Se tiver

PROBLEMAS DIGESTIVOS

Na minha clínica, descobri que a digestão pode contribuir para a resistência à insulina. Pesquisas mostram que alguns dos elementos químicos de imunidade naturais no nosso organismo, quando ativados, enfraquecem a reação da insulina ao açúcar. Isso pode ocorrer por fatores como sensibilidades alimentares, síndrome do intestino preguiçoso, infecções, como candidíase, e bactérias e parasitas nocivos. Faça um exame e o tratamento adequado se você acha que pode ter alguma dessas condições.

sido criado em uma família que come comida fresca, feita em casa e saudável; que exercita-se diariamente e consome álcool com moderação, e se sua mãe foi muito saudável durante a gravidez, as chances são de que você tenha adquirido bons hábitos e não tenha pneuzinhos. Mas se foi o oposto, você provavelmente tem pneuzinhos bem salientes. O argumento de natureza *versus* alimentação não se aplica nesse caso; a alimentação quase sempre sai ganhando.

O que você tem de fazer?

1 Melhore seus hábitos alimentares, evitando açúcares e carboidratos simples refinados e optando por carboidratos complexos e alimentos que liberem energia lentamente em sua corrente sanguínea. Continue lendo para saber mais sobre o plano de alimentação eficaz que você seguirá ao longo das próximas semanas.

2 Exercite-se. O movimento é fundamental para a vida. Agora é hora de queimar gordura, fazer sua circulação funcionar e ajustar a sintonia de seu metabolismo (ver pp. 92-93).

3 Otimizar a maneira como você usa e metaboliza os carboidratos é grande parte da solução. Os suplementos nutricionais modernos que recomendo nas páginas 90 e 91 vão otimizar seus níveis de energia e normalizar a maneira como seu corpo usa os carboidratos e os açúcares. Se estiver preocupado em tomar comprimidos e/ou soluções, relaxe: as fórmulas que recomendo foram todas testadas e experimentadas em minha clínica.

RADICAIS LIVRES

Nosso corpo queima glicose e oxigênio para criar energia, e, durante esse processo, uma grande quantidade de moléculas instáveis chamadas "radicais livres" é criada. Essas moléculas são altamente reativas e causam muitos estragos nas células do corpo. Os radicais livres também são produzidos durante a desintoxicação de toxinas ambientais, como fumaça de cigarro, poluição e metais pesados. Em geral, o corpo é capaz de neutralizar os radicais livres usando antioxidantes encontrados nos alimentos, como a vitamina C da laranja, o licopeno do tomate e os bioflavonoides de frutas cítricas. Se nossos níveis de antioxidantes estiverem baixos por conta de uma alimentação precária, pelo estresse ou pela alta exposição à poluição ambiental, os radicais livres podem danificar nossas células, causando envelhecimento precoce. Esses componentes químicos nocivos podem ainda danificar os receptores de insulina das células, tornando-os menos sensíveis ao efeito da insulina, o que acaba levando à resistência à insulina.

Sua **DIETA** de seis semanas para os pneuzinhos

Para reduzir seus pneuzinhos você tem que reduzir o consumo de todos os açúcares simples e carboidratos refinados. Essa não é uma tarefa fácil, principalmente se você estiver acostumado à energia que adquire ao comer uma barra de chocolate. A base para a sua alimentação pelas próximas seis semanas é a dieta mediterrânea (pp. 70-75), portanto, certifique-se de que você se sente bem com os princípios e as regras dessa dieta antes de aderir às mudanças adicionais (a seguir) que são específicas para a sua gordura localizada.

Além da dieta mediterrânea, também quero que você se mantenha fiel a dois outros programas nutricionais científicos em uso que defendem uma dieta saudável com carboidratos complexos. São eles: o índice glicêmico (IG) e a carga glicêmica (CG).

ÍNDICE GLICÊMICO

O índice glicêmico avalia com que velocidade determinado alimento libera açúcares simples (glicose) na corrente sanguínea. Quanto maior o índice glicêmico de um alimento, maior a velocidade com que seus níveis de glicose vão subir depois de ingeri-lo. Um IG superior a 70 é considerado alto, um IG entre 56 e 69 é médio, e um IG abaixo de 55 é considerado baixo. Eu simplifiquei essas denominações para alimentos com IG "bom" (baixo e médio) e IG "ruim" (alto). Para manter constantes os níveis de glicose no sangue e evitar a resistência à insulina, eu recomendo veementemente que você restrinja o consumo de alimentos com IG ruim. Veja no quadro (à direita) alimentos com IG a serem evitados e na página 86 o quadro com alimentos de IG que você pode consumir durante seu programa para pneuzinhos. Veja também as páginas 96 e 97 para mais informações sobre o índice glicêmico dos alimentos.

CARGA GLICÊMICA

O sistema de classificação conhecido como carga glicêmica (CG) é um sistema que avalia o conteúdo de carboidratos em alimentos com base em seu índice glicêmico e no tamanho da porção. A carga glicêmica combina a qualidade com a quantidade de um carboidrato em um número simples. Por exemplo, o xarope de bordo é um carboidrato simples com alto índice glicêmico, o que significa que ele é convertido em glicose rapidamente. Mas talvez não haja muito xarope de bordo em sua refeição se você acrescentar apenas um fio de xarope em iogurte natural, assim, no geral, esse alimento terá uma CG relativamente baixa (embora o xarope de bordo tenha um alto IG). Uma CG acima de 20 é considerada alta, entre 11 e 19 é média e de 10 ou menos é considerada ideal. Obviamente, alimentos com alto IG e CG são totalmente desaconselháveis. Para facilitar as coisas, incluí os alimentos que você deve evitar em uma única tabela (à direita).

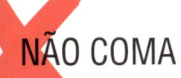

NÃO COMA

Como os carboidratos e os açúcares desempenham um papel essencial na criação dessa gordura localizada, não coma os alimentos a seguir, que têm alto IG e CG.

ALIMENTOS COM IG E CG NÃO SAUDÁVEIS QUE DEVEM SER EVITADOS

Açúcar branco (sacarose)
Álcool (vinho, cerveja,
 champanhe, espumante)
Arroz basmati branco
Arroz branco
Baguete de farinha branca
Barras de cereais com
 frutas secas
Batata
Batatas fritas
Refrigerantes com açúcar
Biscoitos, doces e salgados
Bolacha de centeio
Bolos e muffins
Cereais adoçados
Cereais processados
 adoçados
Cevada

Cuscuz marroquino
Doces
Doughnuts
Ervilha em lata
Farinha branca
Feijão-branco
Feijão-fradinho
Flocos de arroz
Frutas em lata com calda
Glicose
Inhame
Lanchinhos doces
Leite condensado
Licores com açúcar
Macarrão de arroz
Macarrão udon
Maltose e alimentos
 adoçados com maltose

Massa de milho
Massas brancas
Mel
Mingau de painço
Pão branco
Sopa de ervilha
Sucos de frutas (exceto
 de maçã e de toranja)
Tâmaras secas
Tortilla de milho
Trigo-sarraceno
Uvas-passas brancas
Uvas-passas escuras
Waffles

5

Pneuzinhos

✔ COMA

Fique atento ao tamanho de suas porções: comer algumas uvas é adequado, mas uma caixa inteira tem muito açúcar. Uma fatia de pão de centeio funciona, mas algumas fatias no café da manhã e outras no jantar é demais. Use o bom senso e coma mais verduras e muitos legumes.

ALIMENTOS COM BOM IG E CG (QUANTIDADE MÁXIMA DIÁRIA)

Alface	Grão-de-bico	Nozes cruas (12)
Amendoim cru (30 un.)	Homus (2 colheres de sopa)	Pão de aveia integral (2)
Azeitona (10 un.)	Iogurte natural sem açúcar	Pão pita integral (2)
Batata pequena (3 un.)	Legumes (exceto os indicados na lista da p. 85)	Pipoca sem sal e sem açúcar (1 tigela pequena)
Berinjela	Leite desnatado	Pimenta chili
Brócolis	Leite de soja não adoçado	Pimenta vermelha
Castanha-de-caju crua	Lentilha verde	Quinoa (1 porção pequena)
Cebola	Lentilha vermelha	Repolho
Cenoura crua	Manteiga de castanha (1 colher de chá)	Sopa de tomate sem açúcar
Cereal à base de farelo de trigo sem açúcar (1 tigela pequena)	Massa de farinha integral (1 tigela pequena)	Suco de maçã sem açúcar (150 ml)
Cogumelos	Milho verde congelado	Tomate
Couve-flor	Mingau de aveia (1 tigela pequena)	Vagem
Ervilha verde	Muesli sem frutas secas e não adoçado (1 tigela pequena)	Xarope de agave (1 colher de chá)
Ervilha amarela		Xilitol (açúcar natural)
Feijão comum	Pão de grãos mistos (1 fatia), de centeio alemão (1 fatia), de centeio integral (1 fatia), de *sourdough* [3] integral (1 fatia), de farinha integral (1 fatia)	
Feijão-branco		
Feijão-carioca		
Feijão-manteiga		
Feijão-vermelho		
Fettuccini de ovo (1 porção pequena)		
Frutas (veja quadro, p. 73)		
Geleia de frutas sem açúcar (1 colher de chá)		

---

3   Pão de massa azeda. (N. do E.)

COMA MUITOS ALIMENTOS RICOS EM ANTIOXIDANTES

Os antioxidantes ajudam a evitar os danos causados pelos radicais livres e reduzem a resistência à insulina. A capacidade de absorção do radical oxigênio (ORAC) é um teste de laboratório desenvolvido nos Estados Unidos que mostra os níveis de antioxidantes presentes em frutas, legumes, sucos, chás, entre outros. Adoro a lista abaixo, pois mostra que alimentos são poderosos antioxidantes protetores da saúde; os números ao lado de cada um mostram o grau de sua ação oxidante. (Excluí todos os alimentos com alto IG ou CG da lista.) Procure incluir em suas refeições os alimentos com a maior taxa de ORAC; isso fará suas refeições terem alto potencial antioxidante. Por exemplo, acrescente uma colher de chá de canela em pó em seu mingau do café da manhã ou uma pitada de cravo-da-índia moído em seu chá de ervas, ou descubra pratos que incluam esses ingredientes. Consuma pelo menos duas porções diárias dos alimentos mais antioxidantes da lista e inclua nas refeições o máximo de especiarias que puder.

ALIMENTOS RICOS EM ANTIOXIDANTES[4]

Cravo-da-índia moído 314.446	Tomilho fresco 27.426	Ameixa fresca 6.259
Canela em pó 267.536	Manjerona fresca 27.297	Amora fresca 5.347
Orégano desidratado 200.129	Goji berries 25.300	Alho cru 5.346
Açaí desidratado e congelado 161.400	Pimenta chili em pó 23.636	Framboesa fresca 4.882
Açafrão-da-terra em pó 159.277	Linhaça 19.600	Amêndoa crua 4.454
Cacau em pó não adoçado 80.933	Noz-pecã crua 17.940	Maçã argentina fresca 4.275
Cominho 76.800	Páprica 17.919	Morango fresco 3.577
Manjericão desidratado 67.553	Estragão fresco 15.542	Brócolis cru 3.083
Curry em pó 48.504	Gengibre cru 14.840	Pera fresca 2.941
Sálvia fresca 32.400	Hortelã fresca 13.978	Brócolis cozido 2.386
Gengibre moído 28.811	Mirtilo silvestre fresco 9.828	Espinafre cru 1.515
Pimenta-preta 27.618	Avelãs cruas 9.645	Chá verde 1.253
	Oxicoco fresco 9.548	Azeite de oliva extravirgem prensado a frio 1.150
	Feijão-vermelho fresco 8.459	
	Feijão-fradinho cru 8.040	
	Pistache cru 7.983	
	Lentilha fresca 7.282	
	Mirtilo fresco 6.552	

---

4   Unidades em μmol de equivalentes de TROLOX/100 g de alimento. *Fonte*: http://www.ars.usda.gov/is/pr/2007/071106.htm. (N. do E.)

PLANO DE CARDÁPIO

Meu objetivo com esse plano é oferecer a você uma ideia geral dos tipos de refeições que você pode preparar seguindo as regras simples da minha dieta mediterrânea (na página ao lado). Há sete sugestões para cada refeição – um cardápio semanal – se quiser seguir a dieta de seis semanas ou adaptar as sugestões conforme se familiarizar com os alimentos de IG e CG saudáveis.

Também incluí algumas sugestões de lanchinhos. Coma um de manhã e outro no meio da tarde **APENAS** se sentir fome. Lanchinhos entre as refeições acrescentam calorias e calorias acrescentam depósitos de gordura.

CAFÉ DA MANHÃ

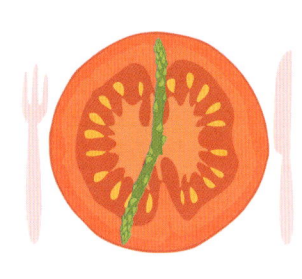

Escolha uma das opções:

1 Mingau de aveia com uma maçã ou pera picada

2 Muesli não adoçado com leite desnatado

3 Ovos mexidos em uma fatia de pão ou torrada de centeio

4 Panquecas de aveia com frutas vermelhas frescas

5 Aveia em flocos tostada com maçã ralada, cerejas desidratadas e amêndoas

6 Salada de frutas com iogurte natural não adoçado

7 Uma fatia de pão de centeio com uma colher de chá de manteiga de castanhas e uma colher de geleia de frutas

ALMOÇO

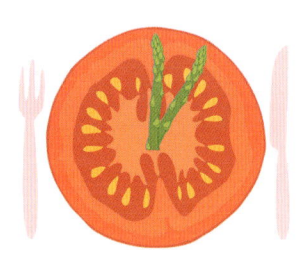

Escolha uma das opções:

1 Salada de atum com dois pães de aveia e homus

2 Frango grelhado e vegetais cozidos no vapor

3 Salada de feijão, salada verde e dhal (sopa de lentilha)

4 Cogumelos assados com queijo de cabra e uma salada

5 Sopa minestrone com feijão-branco

6 Salada de abacate com grão-de-bico, tomate e pimentão assado

7 Frittata de espinafre

DICAS DO MAX

★ Em todas as refeições, consuma óleos e proteínas saudáveis com os carboidratos complexos; isso vai diminuir a velocidade da liberação de carboidratos na corrente sanguínea, o que ajuda a manter os níveis de insulina estáveis.

JANTAR

Escolha uma das opções:

1 Legumes e tofu refogados com castanha-de-caju

2 Carne magra grelhada, hambúrguer de carne de cordeiro, pão pita e alface

3 Pimentão recheado com salada verde

4 Espaguete integral com berinjela, azeitonas e molho de tomate

5 Salmão grelhado com vagem, brócolis e molho de gengibre

6 Frango sem pele sobre uma cama de lentilhas

7 Sopa de tomate e manjericão com duas colheres de chá de sementes

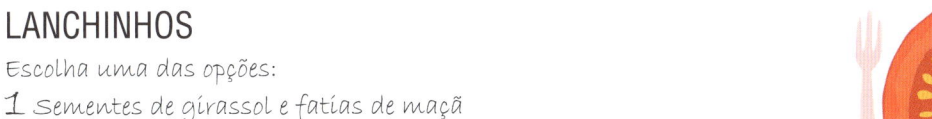

LANCHINHOS

Escolha uma das opções:

1 Sementes de girassol e fatias de maçã

2 Uma fatia de pão integral e manteiga de castanha-de-caju

3 Frutas frescas – veja quadro na p. 73 para controlar as porções

BEBIDAS

Beba chás de ervas mornos para ajudar a controlar o apetite e a necessidade de estimulação oral. Se você não gostar de chás de ervas, beba água morna. Tente tomar seis xícaras grandes de chá por dia.

Se você realmente não conseguir ficar sem álcool, você pode tomar uma dose de vodca à noite. Quatro doses por semana é seu limite máximo.

REGRAS SIMPLES DA DIETA MEDITERRÂNEA

- ★ Nada de açúcar.
- ★ Ame seus legumes.
- ★ Consuma muitas frutas.
- ★ Consuma muitas leguminosas e feijões.
- ★ Consuma peixe e frutos do mar regularmente.
- ★ Consuma cereais integrais regularmente.
- ★ Consuma álcool com muita moderação.
- ★ Consuma pouca carne vermelha.
- ★ Gorduras saudáveis em vez de gordura nenhuma.
- ★ Consuma derivados do leite de vaca com moderação.
- ★ Inclua ervas e especiarias.
- ★ Coma ovos.
- ★ Aprecie castanhas e sementes.
- ★ Verifique o tamanho das suas porções.
- ★ Coma com outras pessoas.

SUPLEMENTOS para perder pneuzinhos

Suplementos naturais ajudam a equilibrar os hormônios e melhorar o metabolismo do açúcar e dos carboidratos. Os nutrientes necessários para ajudá-lo a perder seus pneuzinhos e controlar os açúcares no sangue são os que descobri estarem em níveis baixos na maioria dos pacientes que testei.

SUPLEMENTOS DIÁRIOS MULTIVITAMÍNICOS E MINERAIS

Certifique-se de que seu multivitamínico tenha quantidade suficiente das vitaminas C, B6, B3 e biotina, e dos minerais zinco, vanádio, cálcio e selênio, pois eles são poderosos antioxidantes e também ajudam a normalizar a resistência à insulina. Sugiro o consumo de 1 comprimido diário de um multivitamínico que contenha 100% da ingestão diária recomendada (IDR).

ÓLEO PURO DE PEIXE

Tome 3.000 mg de óleo puro de peixe ou, se você for vegetariano, a mesma quantidade de óleo de linhaça orgânico prensado a frio (consumido em forma de comprimido ou como óleo para temperar a comida).

CANELA

Adicionar canela aos alimentos retarda a velocidade com que a comida digerida deixa o estômago e com que a glicose resultante alcance a corrente sanguínea. Apenas uma colher de chá (1 g) dessa maravilhosa especiaria diminui a velocidade do esvaziamento gástrico em até 35%, de acordo com pesquisa do *American Journal of Clinical Nutrition*. A canela é, ainda, um poderoso antioxidante, ajudando a reduzir os danos causados pelos radicais livres aos receptores de insulina. Se você não gosta de canela ou não consegue imaginar maneiras de introduzi-la em sua alimentação, considere a ideia de tomar um suplemento diário de 5 g de canela (*Cinnamomum cassia*). Eu tomo uma colher de chá de canela orgânica em pó todos os dias e tomo água logo em seguida, para ajudar a engolir. Minha única dica é não respirar quando for consumi-la!

CROMO

Havia uma cantina fabulosa na faculdade em que estudei naturopatia em Sydney, na Austrália. Eles ofereciam alimentos extremamente saudáveis e muitas saladas e frutas frescas, mas eu preferia os fantásticos brownies de chocolate. O único problema foi que o nível de açúcar em meu sangue aumentou muito, tive uma queda nos níveis de energia e passei a cochilar durante as aulas. Um amigo, que estava prestes a se graduar em naturopatia, chamou-me de lado um dia e comentou que eu poderia estar com hipoglicemia, e que meu organismo não estava lidando muito bem com o açúcar. Ele sugeriu que eu tomasse um suplemento de cromo, e em questão de dias meus sintomas desapareceram.

O cromo é um dos mais importantes nutrientes para controlar os níveis de glicose no sangue. Seu conteúdo em alimentos é bastante reduzido com o refino e o processamento, portanto, é importante consumir uma quantidade suficiente desse mineral. Seu suplemento diário multivitamínico e mineral só vai conter um pouco desse componente; portanto, adquira um suplemento de cromo que eleve sua ingestão diária para 250 mcg.

MAGNÉSIO

O magnésio é importante para inúmeros processos biológicos, incluindo a produção de energia e o controle da glicose no sangue. O refino e o processamento dos alimentos tiram deles boa parte do magnésio, o que faz a deficiência em magnésio ser uma condição comum. O estresse também tem impacto importante sobre os níveis de magnésio. Mais uma vez, seu suplemento diário multivitamínico e mineral só vai conter um pouco desse componente; portanto, adquira um suplemento de magnésio que eleve sua ingestão diária para 300 mg.

ZINCO

Muito importante no que se refere ao suporte do funcionamento da insulina, o zinco é necessário para a produção desse hormônio e o ajuda a aderir aos receptores das células. A deficiência desse mineral afeta diretamente a ação da insulina e interfere na digestão, criando deficiência dos outros nutrientes importantes no controle da glicose no sangue. Adquira um suplemento de zinco que eleve sua ingestão diária para 15 mg.

FIBRA GLUCOMANNAN

Essa fibra solúvel em água melhora o controle da glicose e a ação da insulina. Além disso, ela reduz os níveis de colesterol no sangue. Sugiro uma dose diária de 10 g, que deve ser ingerida com bastante água. Você pode encontrar essa fibra em lojas de produtos saudáveis.

1 COMPRIMIDO MULTIVITAMÍNICO	3.000 MG DE ÓLEO DE PEIXE	1 COLHER DE CHÁ, OU 5G, DE CANELA EM PÓ	250 MCG DE CROMO	300 MG DE MAGNÉSIO	15 MG DE ZINCO	10 G DE FIBRA GLUCOMANNAN	

EXERCÍCIOS para perder os pneuzinhos

Esse programa de exercícios foi projetado para energizá-lo e ajudá-lo a eliminar seus pneuzinhos. Releia as orientações gerais e a descrição dos exercícios (pp. 76-81) sempre que precisar se lembrar de como se manter na linha.

Os movimentos de resistência que você vai fazer são **PULL-DOWNS** e **ELEVAÇÕES** para os membros superiores, e **AGACHAMENTOS** e **STIFFS COM ELEVAÇÃO** para os membros inferiores (pp. 77-81). Esses exercícios vão trabalhar todos os músculos do seu corpo e aumentar sua circulação.

OBJETIVO

Você precisa executar movimentos bastante amplos, trabalhando em intensidade **MODERADA**, quase como se estivesse fazendo um alongamento, e controlar bastante a respiração e a contagem, coordenando movimento e respiração em sequências de 4-2 segundos. À medida que seus níveis de estresse forem diminuindo e seu condicionamento for aumentando, você pode empregar uma resistência maior: aumente gradualmente a carga que você usa de maneira que continue trabalhando com o mesmo esforço, mas não aumente a carga mais de 20% de uma sessão para outra.

Faça todas as sessões na mesma sequência **TRÊS** ou **QUATRO** vezes por semana, preferencialmente em **DIAS ALTERNADOS**.

CARDIOVASCULARES

O ideal seria você caminhar ou correr, já que essa é a maneira mais natural de fazer exercícios cardiovasculares. Eleve seu batimento cardíaco, mas não a níveis extremos, e trabalhe em uma intensidade estável de 5-10 minutos a 70%-80% do seu nível máximo de esforço, ou seja, você deve conseguir conversar. Exercícios cardiovasculares excessivos podem causar mais pressão sobre o organismo; portanto, mantenha o plano. Não aumente seu esforço cardiovascular acima de 10% conforme o seu progresso, e sempre veja se ainda consegue falar enquanto se exercita. Essas progressões estáveis vão garantir que você não sobrecarregue seu corpo, mas continue a desafiá-lo a chegar aos níveis ideais para essa gordura localizada.

OUTRAS ATIVIDADES

Além das sessões de exercícios, movimente seu corpo o mais regularmente possível. Sempre que tiver oportunidade de fazer alguma atividade física, faça. Opte pelas escadas em vez do elevador e caminhe em vez de ir de carro. Se você trabalha sentado, levante-se de vez em quando e se alongue. Atividades de meditação e concentração também são benéficas.

PROGRAMA DE EXERCÍCIOS PARA PNEUZINHOS

Repita os exercícios 1 a 5 na mesma sequência duas ou três vezes		DURAÇÃO/REPETIÇÕES
1 **CÁRDIO MODERADO (ELEVE SEU RITMO CARDÍACO)**	Corra ou caminhe rapidamente (alternativas: bicicleta, remada ou elíptico)	5-10 minutos (intensidade moderada)
2 **MEMBROS SUPERIORES EXERCÍCIO 1**	Pull-down ↓2 expire ↑4 inspire	15-20 repetições Descanse por 30 segundos
3 **MEMBROS INFERIORES EXERCÍCIO 1**	Agachamento ↓4 inspire ↑2 expire	15-20 repetições Descanse por 30 segundos
4 **MEMBROS SUPERIORES EXERCÍCIO 2**	Elevação (ou flexão) ↓4 inspire ↑2 expire	15-20 repetições Descanse por 30 segundos
5 **MEMBROS INFERIORES EXERCÍCIO 2**	Stiff com elevação ↓4 inspire ↑2 expire	15-20 repetições Descanse por 30 segundos

LEGENDA

↑ ↓ = direção do movimento

4/2 = contagem (p. ex.: 2 ou 4 segundos forçando, 2 ou 4 segundos voltando)

inspire/expire = quando respirar

BARRIGA

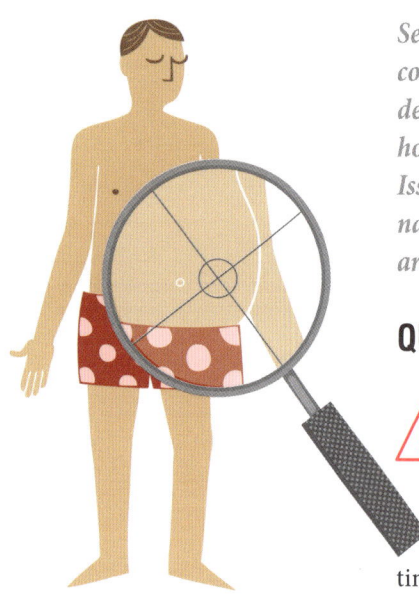

Se você passa grande parte da vida no modo "luta ou fuga" – lidando com os problemas como se um leão tivesse invadido sua casa –, não é de se admirar que tenha barriga. Estresse não controlado produz muito hormônio cortisol (p. 15), que faz aumentar os níveis de glicose no sangue. Isso, por sua vez, libera insulina, que armazena a glicose como gordura na barriga. Os receptores alfa-2 (pp. 20-21) também podem afetar o armazenamento de gordura em sua barriga.

QUE HÁBITOS ALIMENTARES CONTRIBUEM?

O maior culpado desse tipo de gordura é o consumo exagerado de calorias à base de açúcar, principalmente na forma de álcool, grãos e farinhas refinadas (brancas): uma taça de 250 ml de vinho tinto tem cerca de 180 calorias, e uma caneca de cerveja, cerca de 230 calorias. Pode não parecer muita coisa até você considerar que duas taças grandes de vinho tinto correspondem a 20% de suas necessidades diárias de calorias, se você for mulher. Um copo de suco de frutas contém em média 120 calorias, uma lata de refrigerante contém 145 calorias e um croissant amanteigado tem mais de 250 calorias. E eu posso continuar...

Café e outros estimulantes não dão energia; em vez disso, eles estimulam suas adrenais a produzir adrenalina, fazendo-o sentir que tem mais energia, até acabar chegando à exaustão.

QUE HÁBITOS DO ESTILO DE VIDA CONTRIBUEM?

A vida moderna é cheia de demandas, com prazos a cumprir, excesso de informações e rotina caótica. Qualquer tipo de estresse libera cortisol no organismo, o que exarceba o seu problema.

QUE FATORES AMBIENTAIS CONTRIBUEM?

Métodos intensivos de produção agrícola tiraram do solo grande parte de seu magnésio, mineral que ajuda a eliminar o estresse e restaura as sobrecarregadas glândulas adrenais. Processos de produção de alimentos também retiram importantes vitaminas, como a B5.

Nosso nível de exposição à eletricidade e à radiação eletromagnética aumentou fenomenalmente nas duas últimas décadas. Os aparelhos elétricos emitem campos de radiação eletromagnética que se espalham

PROBLEMAS CARDÍACOS

A gordura na barriga pode aumentar o risco de problemas cardíacos. Estudos demonstraram uma ligação entre a circunferência abdominal aumentada e ataques do coração. Em um estudo com 27 mil pessoas de 52 países, pesquisadores descobriram que à medida que a circunferência abdominal aumentava, maior era o risco de um ataque do coração. Aqueles com abdômen maior tinham quase o dobro de chances de ter um ataque cardíaco em relação aos que tinham abdômen menor.

por um espaço indefinido e carregam vibrações elétricas e magnéticas. A poluição eletromagnética (EM) causa um grande estresse no organismo. Sua saúde pode estar ameaçada por emissões sem fio (modems de internet sem fio, telefones celulares e sem fio, torres de celulares e de radiação) e campos eletromagnéticos (computadores, motores, fiações, pontos de energia).

Desligue e tire da tomada todas as TVs, os vídeos, os computadores e os roteadores sem fio quando não estiverem sendo usados. Desligue seu celular se não o estiver usando, principalmente quando estiver atravessando um túnel muito longo ou estiver no metrô. Não tenha TV no quarto e garanta que seu despertador seja à bateria, ou esteja posicionado longe de sua cabeça. Não tenha fios de eletricidade sob sua cama e tire aparelhos elétricos da tomada.

Outro problema é que os modernos telefones sem fio digitais emitem o mesmo tipo de micro--ondas pulsadas que os telefones celulares. Se você precisa usar um telefone sem fio, mantenha a base afastada de onde costuma ficar sentado e de onde você dorme. E pense em comprar telefones cuja base só transmita micro-ondas quando o telefone estiver fora dela, o que diminui a radiação.

O que você tem de fazer?

1 Antes de mais nada, faça menos e relaxe: qualquer coisa que o ajude a espairecer significa menos estresse e menos barriga. O descanso também tem papel importante na diminuição da vontade por alimentos calóricos. Um estudo recente indicou que mesmo uma pequena privação de sono aumenta nosso desejo por comidas reconfortantes em 30%. Tente dormir 8 horas por noite.

2 Melhore seus hábitos alimentares. Além de seguir a dieta mediterrânea, você vai incorporar os elementos de uma dieta baseada em alimentos com baixo IG, que liberam açúcar no sangue lentamente, fornecendo um suprimento estável de energia que fará você se sentir satisfeito por mais tempo, diminuindo a probabilidade de fazer um lanche ou comer demais na próxima refeição.

3 Siga um novo plano de exercícios. Parte do motivo de estar barrigudo é que você está muito ocupado em sua vida já sobrecarregada e esgotou suas glândulas adrenais. Se levanta às 5 da manhã todos os dias para passar uma hora treinando na academia, você está exaurindo ainda mais suas adrenais. Veja nas páginas 104 e 105 como mudar sua rotina.

4 Ao consumir suplementos com vitaminas, minerais, ervas medicinais e outros componentes, você vai nutrir suas adrenais e restaurar seu equilíbrio e seu funcionamento. As fórmulas que recomendo (pp. 102-103) são testadas e aprovadas, e vão devolver a você o que sua vida conturbada tirou.

Sua **DIETA** de seis semanas para a barriga

A melhor maneira de equilibrar seus níveis de glicose no sangue é consumir alimentos com baixo IG, que seu organismo leva mais tempo para digerir, diminuindo a quantidade de glicose liberada em sua corrente sanguínea de cada vez. A base para seu plano alimentar é minha dieta mediterrânea (pp. 70-75); certifique-se de que você se sente bem com os princípios e as regras dessa dieta antes de aderir às mudanças adicionais (a seguir) que são específicas para a sua gordura localizada.

O **ÍNDICE GLICÊMICO** (IG) é uma mensuração do impacto que os alimentos têm sobre os seus níveis de açúcar. Alimentos com IG alto, não saudável, são fáceis para o organismo digerir e rapidamente elevam os níveis de glicose em sua corrente sanguínea. Alimentos com nível glicêmico saudável (baixo) elevam os níveis de glicose no sangue mais vagarosamente por um período de tempo maior, uma vez que o organismo leva mais tempo para sintetizá-los e digeri-los.

Um exemplo clássico de alimento com índice glicêmico elevado é um refrigerante em lata comum. Assim que você abre a lata e toma a bebida, o açúcar do refrigerante é rapidamente digerido pelo organismo e a glicose entra em sua corrente sanguínea imediatamente, dando a você um pico de açúcar – seguido de uma rápida queda de açúcar e da necessidade de mais uma lata de refrigerante. Por outro lado, a glicose gerada pelo organismo a partir de pão ou macarrão integral entra na corrente sanguínea mais devagar, liberando, assim, energia por um maior período de tempo.

Níveis elevados de glicose no sangue imediatamente após as refeições também desencadeiam a liberação de insulina, e sabemos que ela limpa o excesso de glicose da corrente sanguínea e a armazena como gordura. Isso torna muito difícil perder peso. Metade da batalha para perder a barriga está ganha quando você consegue manter estáveis os níveis de glicose no sangue perante o aumento inesperado de cortisol induzido pelo estresse.

Para simplificar as coisas para você, preparei uma lista (p. 97) dos alimentos que você deve evitar durante sua dieta de seis semanas. **NÃO** se sinta no direito de ignorar essa lista. Nas páginas 98 e 99 listei alimentos com IG baixo e médio que são adequados para a sua dieta.

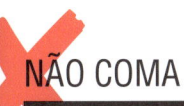

NÃO COMA

ALIMENTOS COM ALTO IG	
ALIMENTOS-BASE	Pães brancos, massa branca, arroz branco, farinha branca, biscoitos, doces, lanchinhos doces, doces de confeitaria
DERIVADOS DO LEITE DE VACA	Manteiga, creme de leite, leite integral, iogurte integral
CEREAIS MATINAIS	Cereais processados e com adição de açúcar, muesli com frutas secas
CONDIMENTOS COM ADIÇÃO DE AÇÚCAR	Maionese, ketchup, molho de pimenta (verifique os ingredientes nos rótulos para ver se não há nenhum tipo de açúcar)
FRUTAS	Frutas secas de qualquer tipo (ameixas secas, uvas-passas escuras e brancas, damascos, figos, tâmaras, etc.), sucos de frutas, frutas com alto IG (abacaxi, manga, banana, melancia, melão, etc.)
LEGUMES	Batatas
MALTE	Cereais processados maltados
BEBIDAS	Cerveja de qualquer tipo, champanhe, vinho, drinks (por exemplo, que tenham coca-cola ou água tônica), todas as bebidas frisantes, licores, drinks de frutas, café
AÇÚCARES	Cana-de-açúcar, sacarose, glicose, frutose (como ingrediente), mel, chocolate, geleias, sorvetes, molhos prontos

SOBRE O IG

★ Alimentos com alto IG, que estimulam as ondas de insulina, podem fazer as pessoas comerem 60% mais calorias na refeição seguinte: pessoas que consomem alimentos com níveis relativamente altos de glicose (como pão e massa de farinha branca) ingerem uma média de 200 calorias a mais na refeição seguinte do que aquelas que comem alimentos com baixo IG.

★ Evidências científicas recentes revelaram que pessoas que consomem alimentos com IG baixo por muitos anos têm um risco menor de desenvolver os dois tipos de diabetes e doenças coronarianas.

★ Em uma pesquisa, ratos alimentados com comida com IG alto por 18 semanas ficaram 71% mais gordos e com 8% menos massa magra (saudável) que os ratos alimentados com comida com IG baixo.

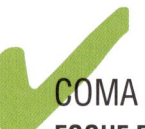

COMA

FOQUE EM FRUTAS E LEGUMES FRESCOS

Legumes são o alimento perfeito. Os listados na tabela ao lado podem ser consumidos sem culpa e são ricos em antioxidantes. Faça lanchinhos com eles, acrescente-os às suas três refeições principais e se satisfaça. Não se esqueça de comer frutas de baixo IG também, mas fique longe das frutas secas, sucos de frutas e frutas tropicais (ver tabela, p. 97), uma vez que elas têm açúcar elevado.

OPTE POR GRÃOS INTEGRAIS

Em vez de comprar carboidratos refinados de alto IG como alimentos-base, opte por grãos integrais, pão e massa integrais, e massa de trigo-sarraceno, quinoa integral e arroz integral.

EVITE DERIVADOS DE LEITE DE VACA

Prefira produtos de leite de cabra ou de ovelha – de preferência com pouca gordura – a produtos de leite de vaca, que têm muito mais gordura saturada. No entanto, fique à vontade para consumir iogurte de leite de vaca desnatado.

COMPRE CEREAIS SEM MALTE

Vale mais a pena preparar seu próprio muesli (toste aveia, quinoa e flocos de cevada, e acrescente algumas castanhas e sementes) ou mingau, mas se costuma comprar cereais matinais, opte por aqueles com grãos integrais (flocos de milho 100% ou flocos de arroz) sem adição de açúcar. Leia os rótulos para checar se eles realmente não têm adição de açúcar.

EXPERIMENTE UMA OPÇÃO SAUDÁVEL DE AÇÚCAR

Embora o açúcar seja algo a evitar, pois é um adoçante artificial, você pode usar um açúcar de baixo IG chamado xilitol, que é um adoçante natural derivado de um composto, o *xylan*, encontrado na bétula e em outras árvores de madeira de lei, em frutas vermelhas, em amêndoas e em espigas de milho. O xilitol tem aparência, gosto e textura de açúcar comum, mas sem sabor residual e com a mesma doçura, contendo apenas 60% de calorias; portanto, ele não eleva seus níveis de glicose no sangue tanto quanto o açúcar comum. Pode ser usado da mesma forma que o açúcar comum, em bebidas quentes e frias, em sobremesas, em cereais e em bolos. Consuma no máximo uma colher de chá por dia. Compre-o em sua loja de alimentos saudáveis ou pela internet.

COMA MAIS LEGUMINOSAS

Tenha como base de sua alimentação feijões, ervilhas e lentilhas, em vez de batatas e arroz (principalmente os fáceis de preparar), que têm alto IG. Leguminosas têm liberação lenta e são repletas de proteínas, fibras, ferro, cálcio, ácido fólico e fibras solúveis (as fibras que ajudam a diminuir os níveis de colesterol).

COMA MAIS CASTANHAS E SEMENTES FRESCAS

Muitos pacientes que estão tentando perder peso presumem que, como castanhas têm alto teor de gordura, elas devem ser evitadas. Não é bem assim. Além de terem baixo IG e darem sensação de saciedade, várias delas também são excelentes fontes de ácidos graxos essenciais (AGEs) – a única gordura que não pode ser fabricada pelo organismo e tem de vir exclusivamente de nossa alimentação. Essas gorduras boas são importantes para a perda de peso e a manutenção de níveis saudáveis de glicose no sangue.

Coma legumes e verduras à vontade, e consuma com moderação os demais alimentos listados.

ALIMENTOS COM BOM IG	
LEGUMES E VERDURAS	Alcachofra, vagem, aspargo, berinjela, espinafre, broto de feijão, acelga, brócolis, couve-chinesa, couve-de-bruxelas, todo tipo de alface, repolho, vagem, couve-flor, cogumelo, salsão, quiabo, cebolinha, cebola, alho-poró, algas *kelp* e *nori*, abobrinha, rabanete, pepino, tomate, alho, brotos, pimentas, couve-de-folhas. Coma beterraba, abóbora, cenoura e batata-doce com moderação
PROTEÍNAS	Ovos, peixe fresco, frango sem pele, carne vermelha bem magra, tofu, tempeh
LEGUMINOSAS	Feijão-fradinho, feijão-manteiga, grão-de-bico, feijão-vermelho, feijão-da-china, feijão-carioca, soja
FRUTAS	Maçã, damasco, abacate, frutas vermelhas, cereja, figo fresco, toranja, uva, manga, nectarina, laranja, pêssego, pera, ameixa, tangerina
CASTANHAS E SEMENTES	Amêndoa, avelã, noz, noz-pecã, semente de girassol, pinoles, semente de abóbora, gergelim, manteiga de castanhas
ÓLEOS	Azeite de oliva extravirgem prensado a frio
GRÃOS	Amaranto, quinoa, arroz integral, cevada, trigo-sarraceno, painço, aveia, pão e massa com farinha 100% integral, trigo, centeio, trigo-vermelho
LATICÍNIOS	Leite desnatado, leite de soja, leite de aveia, iogurte natural sem açúcar, leitelho, quefir, produtos derivados do leite de cabra e de ovelha

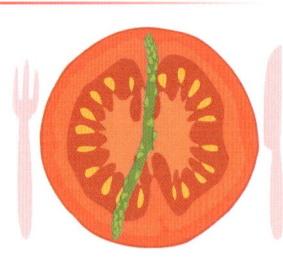

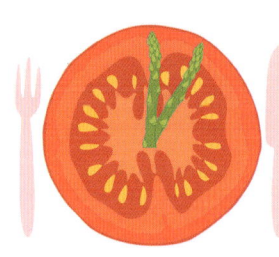

PLANO DE CARDÁPIO

Você pode seguir esse plano de cardápio ou variá-lo. Parte de seu objetivo de longo prazo de comer bem deve incluir disposição em saber preparar alimentos saudáveis e saborosos com IG baixo.

Tenha como objetivo comer um quarto a menos do que costuma comer. Você pode conseguir isso mastigando devagar e saboreando os alimentos, o que fará você se sentir saciado mais depressa. Coma sempre em um prato (não coma nada da geladeira com a mão, porque vai acabar comendo mais do que percebe), sente-se para comer, coma com talheres e mastigue bem. Tente comer só até estar quase saciado, mas nunca coma a ponto de se sentir completamente saciado.

CAFÉ DA MANHÃ

Escolha uma das opções:

1 Uma pera fresca e uma tigela pequena de mingau quente de aveia feito com leite desnatado, leite de soja ou água (acrescente algumas frutas vermelhas para adoçar, se gostar)

2 Uma porção pequena de ovos mexidos com salmão defumado (não use creme de leite nem manteiga)

3 Salada de frutas frescas – dê preferência a frutas como maçã, pera, ameixa, cereja, pêssego, frutas cítricas e frutas vermelhas. Acrescente uma colher de sopa de iogurte natural desnatado sem açúcar

4 Uma fatia de pão integral (com castanhas e sementes), fatias de abacate, tomate e um peixe oleoso, como cavala, salmão ou arenque defumado. Uma alternativa é usar fatias de peru ou frango

5 Frittata de legumes e ovos com cogumelos, tomates, cebolinhas ou chalotas picados. Acrescente pedacinhos de peru para ter mais proteína

6 Vitamina de banana com leite desnatado e canela

7 Muesli com farelo de aveia, lâminas de amêndoas, sementes de girassol, germe de trigo fresco e canela

ALMOÇO

Divida seu prato em três seções:

1 **METADE** do seu prato deve ser uma grande salada mista de legumes e verduras crus ou levemente cozidos no vapor. Inclua itens de pelo menos três cores diferentes e tempere com azeite de oliva extravirgem prensado a frio.

2 **UM QUARTO** de seu prato deve conter grãos integrais de algum tipo. Pode ser arroz integral com sementes de gergelim e misturado com um pouco de tahine ou massa integral com molho de tomates frescos picados, folhas de manjericão e lâminas de alho.

3 **UM QUARTO** de seu prato deve conter uma proteína magra. Pode ser peixe fresco grelhado, salmão defumado, frango orgânico sem pele, ovos orgânicos, tofu ou lentilhas. Acrescente ervas frescas para dar sabor.

JANTAR

Escolha uma das opções:

1 Sopa de legumes e feijões (você pode usar um pouco de caldo de legumes na receita)

2 Gaspacho com uma fatia de pão integral e uma salada de tomate com manjericão

3 Refogado à moda asiática com frango, gengibre e limão

4 Massa integral com molho pesto fresco com uma salada verde e legumes no vapor

5 Ratatouille de vegetais com arroz integral e sementes de gergelim

6 Um filé de atum com salada mista de feijões e cebolas

7 Frango e um cozido de grão-de-bico

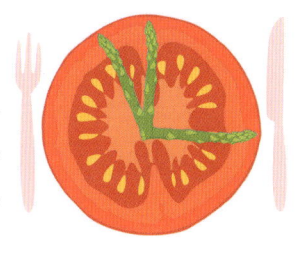

LANCHINHOS

A arte de manter os níveis de glicose estáveis significa que você deve fazer lanchinhos entre as refeições. Isso não o autoriza a fazer 5 refeições completas ao longo do dia: você deve fazer três refeições pequenas bem mastigadas e saboreadas e dois lanchinhos com IG baixo e saudável.

Escolha uma das opções:

1 Uma porção de vegetais cozidos no vapor al dente temperados com azeite de oliva extravirgem prensado a frio e vinagre balsâmico, e uma colher de chá de pinoles assados

2 Um mix pequeno de castanhas cruas e sem sal. Consuma no máximo 12 castanhas ao longo do dia

3 Palitinhos de legumes crus, como salsão, cenoura, flores de brócolis e de couve-flor e homus para servir de dip

4 Iogurte natural desnatado e sem açúcar com alguns pinoles ou frutas vermelhas

BEBIDAS

Tome um copo grande de água ou uma xícara grande de chá de ervas assim que você acordar.

Beba chás de ervas mornos para ajudar a controlar o apetite e a necessidade de estimulação oral. Se você não gostar de chás de ervas, beba água morna. Tente tomar seis xícaras grandes de chá por dia.

Se você realmente não conseguir ficar sem álcool, você pode tomar uma dose de vodca à noite. Quatro doses por semana é seu limite máximo

SUPLEMENTOS para perder barriga

Para restaurar suas glândulas adrenais, não bastam boa alimentação e exercícios para desestressar. Você também vai precisar de intervenção nutricional na forma de suplementos para equilibrar seus níveis de cortisol e restabelecer o funcionamento das adrenais.

SUPLEMENTOS DIÁRIOS MULTIVITAMÍNICOS E MINERAIS

Tome um multivitamínico com quantidade suficiente de vitaminas B e magnésio. Sugiro o consumo de 1 comprimido diário de um multivitamínico que contenha 100% da IDR.

ÓLEO PURO DE PEIXE

Tome 3.000 mg de óleo puro de peixe por dia ou, se for vegetariano, 3.000 mg de óleo de linhaça orgânico prensado a frio (em forma de comprimido ou como óleo para temperar a comida).

DISFUNÇÃO ADRENAL

Glândulas adrenais saudáveis secretam cortisol de acordo com o ritmo diário. O nível de cortisol tem um pico entre 7 e 8 horas da manhã, o que nos ajuda a despertar. Ao longo do dia, esse nível vai caindo, com uma queda um pouco mais acentuada entre 15 e 17 horas, até atingir seu nível mais baixo, entre meia-noite e 4 horas da manhã. Saltos episódicos – como a alimentação, por exemplo – causam uma ligeira elevação nos níveis de cortisol.

Existem três estágios pelos quais as glândulas adrenais passam quando você está lidando com estresse físico ou emocional. Os estágios 1 e 3 são os que têm maior impacto sobre a gordura da barriga.

ESTÁGIO 1 – PILHADO: você se sente fora de controle, temeroso, agitado e tenso
ESTÁGIO 2 – PILHADO E CANSADO: você se sente agitado, no limite e cansado
ESTÁGIO 3 – CANSADO: você se sente esgotado física e mentalmente

	SIM OU NÃO
VOCÊ ESTÁ PILHADO? Os sintomas incluem nervosismo, ansiedade, agitação, falta de concentração, inquietação, irritabilidade, falta de controle, ondas de calor e apetite irrefreável, pressão alta e depressão melancólica.	
VOCÊ ESTÁ CANSADO? Os sintomas incluem cansaço, apatia, depressão, inúmeras queixas de doenças, inchaço abdominal, diarreia, fadiga crônica, falta de memória e problemas de aprendizado, gordura na barriga, falta de libido, tendência a sentir frio e palidez.	

SE VOCÊ ESTIVER PILHADO, INCLUA:
REHMANNIA

A *Rehmannia glutinosa* é a erva chinesa mais importante para disfunções das glândulas adrenais. Eu sempre a uso em combinação com a schisandra (a seguir). Não existe uma dose padrão recomendada, mas eu sugiro 50 g por dia. Se você comprar pela internet, compre de um site confiável (p. 157).

SCHISANDRA

A schisandra tem ação adaptógena (acalma e fortalece as adrenais e o sistema nervoso). Use um extrato padronizado de schisandra (*Schisandra chinensis*) contendo 3-4% de schisandrina, e tome 90 mg por dia.

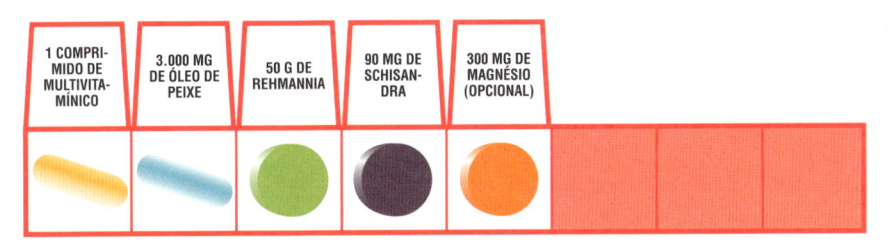

SE VOCÊ ESTÁ CANSADO, INCLUA:
GINSENG ASIÁTICO

A erva asiática ginseng (*Panax ginseng*) é uma erva adaptógena que ajuda o corpo a se adaptar ao estresse físico e psicológico, às infecções e à poluição ambiental, e a lidar com esses fatores. Sugiro tomar 400 mg por dia. Confirme no rótulo se consta entre os ingredientes o componente ginsenosídeos.

RHODIOLA

Um estudo clínico revelou que a rhodiola (*Rhodiola rosea*) ajudou pessoas que tiveram esgotamento relacionado ao estresse, e inúmeros estudos sugerem que ela pode ajudá-lo a se adaptar ao estresse e a lidar melhor com ele. Sugiro uma dose diária de 300 mg do extrato dessa substância. Confirme no rótulo se constam entre os ingredientes os componentes rosavinas e salidrosídeo.

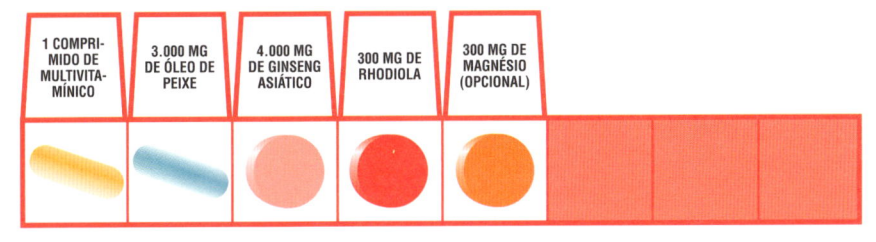

SUPLEMENTO OPCIONAL

MAGNÉSIO

Tome 300 mg de magnésio para as adrenais de maneira a acalmar e dar energia aos nervos.

EXERCÍCIOS para perder a barriga

Não resta a menor dúvida de que exercícios físicos podem reduzir o estresse e fazer você se sentir e ficar melhor. Então agora é hora de criar vitalidade por meio de movimentos, mas sem sobrecarregar o seu organismo. Releia as orientações gerais e a descrição dos exercícios (pp. 76-81) sempre que precisar se lembrar de como se manter na linha.

É importante lembrar que você não vai conseguir reduzir a barriga fazendo inúmeros abdominais; trabalhar esses músculos excessivamente pode fazer o seu abdômen ficar ainda maior. Os quatro exercícios de resistência que você vai fazer são a **PUXADA UNILATERAL EM PÉ COM CABO**, as **ELEVAÇÕES** para os membros superiores, e o **STIFF COM ELEVAÇÃO** e os **AGACHAMENTOS** para os membros inferiores (pp. 78-81).

OBJETIVO

Você precisa executar movimentos bastante amplos, quase como se estivesse fazendo um alongamento, e controlar a respiração e a contagem, coordenando movimento e respiração em sequências de 4-2 segundos. Com os exercícios cardiovasculares, esses movimentos vão ajudar a energizá-lo.

Você precisa trabalhar em intensidade **MODERADA**. Usando só o peso do corpo ou cargas leves adicionais para resistência, faça de 15 a 20 repetições de cada exercício. À medida que seus níveis de estresse forem diminuindo e seu condicionamento for aumentando, você pode empregar uma resistência maior: aumente a carga que você usa gradualmente de maneira que continue trabalhando com o mesmo esforço, mas não aumente a carga mais de 20% de uma sessão para outra.

Como você não quer sobrecarregar seu corpo, faça descansos de recuperação respiratória controlada de 30 segundos entre cada exercício.

Faça todas as sessões na mesma sequência **TRÊS** ou **QUATRO** vezes por semana, preferencialmente em **DIAS ALTERNADOS**, mas não se estresse caso você deixe de fazer um dia.

CARDIOVASCULARES

O ideal seria você caminhar ou correr, já que essa é a maneira mais natural de fazer exercícios cardiovasculares. Eleve seu batimento cardíaco, mas não a níveis extremos, e trabalhe em uma intensidade estável de 5-10 minutos a 70-80% do seu nível máximo de esforço, ou seja, você deve conseguir conversar. Exercícios cardiovasculares excessivos podem causar mais pressão sobre o organismo; portanto, mantenha o plano. Não aumente seu esforço cardiovascular acima de 10% conforme o seu progresso, e sempre veja se ainda consegue falar enquanto se exercita. Essas progressões estáveis vão garantir que você não sobrecarregue seu corpo, mas continue a desafiá--lo a chegar aos níveis ideais para essa gordura localizada.

PROGRAMA DE EXERCÍCIOS PARA PERDER BARRIGA

Repita os exercícios 1 a 5 na mesma sequência, por duas ou três vezes		DURAÇÃO/REPETIÇÕES
1 **CÁRDIO MODERADO (ELEVE SEU RITMO CARDÍACO)**	Corra ou caminhe rapidamente	5-10 minutos (intensidade moderada)
2 **MEMBROS SUPERIORES EXERCÍCIO 1**	Puxada unilateral em pé com cabo ← 2 expire → 4 inspire	15-20 repetições Descanse por 30 segundos
3 **MEMBROS INFERIORES EXERCÍCIO 1**	Stiff com elevação ↓ 4 inspire ↑ 2 expire	15-20 repetições Descanse por 30 segundos
4 **MEMBROS SUPERIORES EXERCÍCIO 2**	Elevação (ou flexão) ↓ 4 inspire ↑ 2 expire	15-20 repetições Descanse por 30 segundos
5 **MEMBROS INFERIORES EXERCÍCIO 2**	Agachamento ↓ 4 inspire ↑ 3 expire	15-20 repetições Descanse por 30 segundos

LEGENDA

← ↑ = direção do movimento

4/2 = contagem (p. ex.: 2 ou 4 segundos forçando, 4 segundos voltando)

inspire/expire = quando respirar

OUTRAS ATIVIDADES

Além das sessões de exercícios, encontre alguma atividade agradável e divertida para fazer, algo que o ajude a se esquecer de seu estresse. Atividades de meditação e concentração também são benéficas.

Gordura do **SUTIÃ**

Tenho uma regra infalível para detectar pacientes com disfunção da tireoide: uma mulher cansada, mal-humorada, com um corpo grande e inchado, e com depósito de gordura sob as axilas. Na verdade, a silhueta clássica de uma pessoa com tireoide preguiçosa é quase retangular; é difícil perder peso de qualquer parte do corpo se sua tireoide não estiver funcionando bem.

Se você tem uma gordura do sutiã significativa, é bem provável que tenha hipotireoidismo, ou sua tireoide está cansada e começando a ter dificuldade para funcionar. Você também pode ter problemas com os hormônios TSH, T4 ou T3 (pp. 30-31). Outro fator a ser considerado é se você toma medicamentos antimicrobianos ou antidiabéticos, já que ambos retardam o funcionamento da tireoide. Tenho observado em minha clínica que mulheres que tomam medicamentos à base de estrogênio, inclusive pílulas anticoncepcionais que contenham esse hormônio, apresentam sintomas de hipotireoidismo apesar de os exames de sangue comuns de laboratório não detectarem nenhuma disfunção da tireoide (ver quadro na página ao lado).

QUE HÁBITOS ALIMENTARES CONTRIBUEM?

Os goitrogênicos são substâncias encontradas naturalmente nos alimentos e que podem interferir no funcionamento correto da glândula tireoide e comprometer a produção dos hormônios dessa glândula. Para reduzir essa gordura localizada, restrinja o consumo de alimentos que contenham goitrogênicos, como brócolis, couve-de-bruxelas, repolho, couve-flor, couve-de-folhas, couve-rábano, mostarda, rutabaga, nabo, painço, pêssego, amendoim, rabanete, soja e derivados de soja, espinafre e morango. No entanto, se você quiser muito consumir algum desses alimentos, consuma-o cozido, e não cru; pesquisas mostram que o cozimento tende a desativar os goitrogênicos. No caso dos brócolis, um terço dos goitrogênicos são desativados depois de fervidos na água ou no vapor. Os alimentos listados neste parágrafo têm muitos benefícios maravilhosos para a saúde em outras áreas que não a glândula tireoide; portanto, se sua tireoide estiver funcionando bem, não os exclua de sua alimentação – eles não vão prejudicar a tireoide de uma pessoa saudável mesmo se consumidos diariamente.

Outros hábitos que podem contribuir para sua gordura localizada incluem deficiência do iodo na alimentação, toxicidade por metais pesados, deficiência de zinco e de selênio, e consumo exagerado de álcool.

PROBLEMAS DIGESTIVOS

✔ Ganho de peso, principalmente nas costas e sob as axilas.
✔ Sensação de frio, principalmente nas mãos e nos pés.
✔ Cansaço, principalmente depois das refeições.
✔ Unhas e cabelos quebradiços e pele seca e escamosa.
✔ Problemas de memória e de concentração.
✔ Depressão, ansiedade ou ambos.
✔ Dores de cabeça/enxaqueca.
✔ Perda de cabelo.
✔ Retenção de líquidos.
✔ Constipação.

QUE HÁBITOS ALIMENTARES CONTRIBUEM?

⚠️ O estresse e as adrenais também influenciam os hormônios da tireoide. Durante períodos de estresse interno (exaustão mental) e externo (pressão de eventos do cotidiano que o afetam), as glândulas adrenais produzem mais hormônio do estresse, o cortisol, e isso, por sua vez, altera o metabolismo da tireoide. Essa condição, cujo termo técnico é disfunção da tireoide induzida pelo estresse, caracteriza-se por produção diminuída de TSH, que causa uma redução na produção de T3. No entanto, você pode influenciar os seus níveis de estresse; é hora de se acalmar.

⚠️ Uma atleta de alto nível veio até minha clínica de Londres recentemente porque estava com o corpo gelado, cansada e esgotada. Excesso de exercícios pode ser muito estressante para o organismo e causar problemas na tireoide, então pedi a ela que fizesse alguns exames. Descobrimos que ela tinha níveis reduzidos de T3. Ela estava sob muito estresse e constantemente ansiosa por causa de um evento importante do qual iria participar. Expliquei a ela que estresse e ansiedade podem comprometer o funcionamento da tireoide e recomendei que fizesse ioga e exercícios de respiração todos os dias. Eu também prescrevi alguns suplementos diários para ela. Disciplinada, ela fez o que pedi e incluiu a ioga e os exercícios de respiração em sua rotina. Ela ligou um tempo depois para me dizer que estava constantemente quebrando seus recordes pessoais e se sentindo maravilhosa. Se você estiver se sentindo estressado, identifique o que pode estar causando essa pressão e pense como pode reverter essa situação – ou crie muitas oportunidades para relaxar mais e gastar sua energia para neutralizá-la.

EXAMES DE SANGUE PADRÕES PARA TIREOIDE

Um exame de sangue padrão mede os níveis de T4 e TSH como forma de diagnosticar o mau funcionamento da tireoide. Tive muitos problemas com esse procedimento. Primeiro, o T4 é o precursor para o hormônio da tireoide mais ativo, o T3 (p. 30). Se houver algum problema na conversão do T4 em T3, você pode muito bem ter os sintomas de uma tireoide lenta embora tenha um nível de T4 normal. Segundo, a amplitude clínica para tireoide normal é muito grande, e muitos dos meus pacientes foram diagnosticados como normais, embora tivessem um nível de T4 no sangue que era muito baixo para eles. Por último, o exame de sangue padrão não testa os níveis de anticorpos antitireoide – um indicativo de que você pode ter uma doença autoimune.

Cada um desses cenários pode levar os problemas de tireoide de muitos pacientes a não serem diagnosticados, muito embora eles apresentem os sintomas típicos e precisem de apoio naturopata.

Pare de escovar os dentes com pasta com flúor. Por décadas, o flúor foi usado como um eficaz medicamento no tratamento do hipertireoidismo e era frequentemente empregado em níveis abaixo da atual ingestão de 1 mg diário. Isso se deve à habilidade do flúor de imitar a ação do TSH. Portanto, compre um creme dental sem flúor em sua loja de alimentos saudáveis. Só tome água filtrada e pesquise na internet os efeitos do flúor sobre a saúde humana se quiser saber mais sobre o assunto.

Outros fatores do estilo de vida que podem impactar negativamente sobre a tireoide incluem consumo excessivo de álcool, constante privação do sono, ferimentos sérios, doenças ou traumas.

TESTE DE BARNES (AVALIANDO COMO SUA TIREOIDE ESTÁ FUNCIONANDO)

1 Antes de ir dormir, deixe um termômetro perto da cama para você medir sua temperatura metabólica basal ao amanhecer.

2 Assim que acordar, coloque o termômetro sob a axila e espere o marcador indicar que o termômetro já pode ser tirado (siga as orientações do fabricante). É importante que, durante a medição, você fique imóvel para que não haja nenhum erro de leitura; qualquer movimento pode elevar sua temperatura basal (ou seja, sua temperatura assim que você acorda).

3 Observe a temperatura e a indique em um gráfico.

4 Procure fazer essa medição sempre no mesmo horário todas as manhãs.

5 Faça isso pelo menos três dias consecutivos antes de começar o programa para a gordura do sutiã.

6 Faça o teste novamente depois de seis semanas para ver como as coisas melhoraram.

7 Sua temperatura deve ficar entre as duas linhas verdes do gráfico (entre 36,6 ºC [97,9 ºF] e 36,8 ºC [98,2 ºF] – que é a média normal). Se não estiver nessa média, procure um médico para fazer um exame de sangue. Comece o programa, pois ele será benéfico.

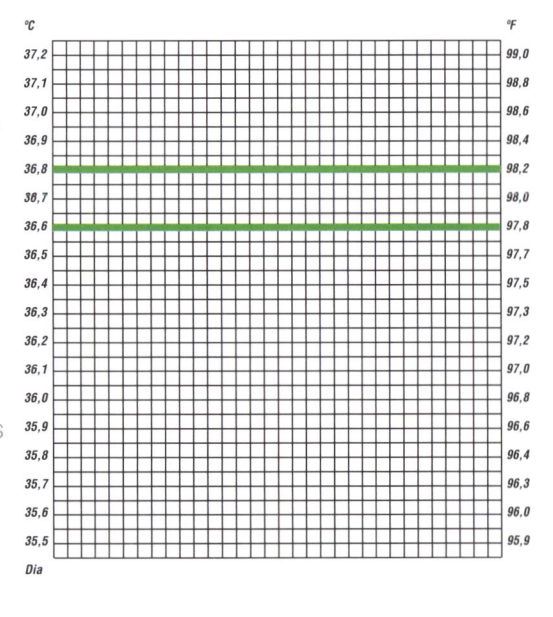

Observação: homens podem medir a temperatura em quaisquer três dias. Para mulheres que estejam menstruando, o ideal é medir a temperatura no segundo, no terceiro e no quarto dia do ciclo.

Hora de agir

5

QUE FATORES AMBIENTAIS CONTRIBUEM?

Pesquisas científicas estão cada vez mais chamando a atenção para as próximas e frequentemente prejudiciais ligações entre os seres humanos e nosso ambiente poluído. A qualidade do ar que respiramos, a água que tomamos e o solo em que plantamos nosso alimento têm um impacto direto sobre a cadeia alimentar e, portanto, sobre nós. Estamos constantemente expostos a um grande número de produtos químicos sintéticos, alguns dos quais são muito tóxicos. Cientistas se conscientizaram há algum tempo de que os produtos químicos industriais são uma fonte de preocupações no que se refere à saúde humana, uma vez que eles desregulam a função endócrina (daí esses produtos serem também conhecidos como desreguladores endócrinos). Muitos estudos revelam que a exposição a esses poluentes químicos pode causar uma sutil disfunção da tireoide, e ainda há evidências que sugerem que a exposição a produtos como PCBs (um composto sintético usado principalmente em equipamentos elétricos) e dioxinas (poluentes ambientais) pode até causar hipotireoidismo clínico.

Minimize sua exposição a esses compostos químicos limitando o consumo de peixes oleosos grandes, como atum e espadarte, e consumindo o máximo de alimentos orgânicos que você puder. Consulte a página 133 para mais informações sobre peixes oleosos e PCBs.

O que você tem de fazer?

1 *Essa é uma gordura muito difícil de eliminar, portanto, quero que você se comprometa a um plano de dieta e de exercícios bastante rigorosos. Observe quanto você come e releia a seção de alimentação quantas vezes precisar.*

2 *Tome os suplementos naturais para equilíbrio hormonal que recomendo. São fórmulas testadas e aprovadas e absolutamente seguras. Não deixe de tomar nenhuma dose dos suplementos (pp. 114-115) ao longo das seis semanas.*

3 *Siga seu novo plano de exercícios. Todos os exercícios recomendados foram cuidadosamente selecionados por um profissional para apresentar os melhores resultados (pp. 116 e 117).*

4 *Avalie o funcionamento de sua tireoide agora com o Teste de Barnes de temperatura (medindo a sua temperatura sob a axila). Esse simples teste (página ao lado) vai ajudá-la a determinar como sua tireoide está funcionando.*

Sua **DIETA** de seis semanas para eliminar a gordura do sutiã

Essa dieta é rica em nutrientes que vão dar suporte à sua tireoide. Certifique-se de que você se sente bem com os princípios e as regras da dieta mediterrânea antes de aderir às mudanças adicionais (a seguir) que são específicas para esta gordura localizada.

NÃO COMA
ÓLEOS COMUNS E RANÇOSOS

Algumas semanas atrás li, em um jornal confiável, a seguinte manchete: "Óleos comuns de supermercado podem afetar negativamente a saúde da tireoide". Eu concordo totalmente. Esses óleos são os que usamos no dia a dia e consumimos em alimentos processados e preparados comercialmente. No entanto, eles são extraídos com solventes químicos e então são desodorizados e estabilizados com compostos químicos sintéticos e prejudiciais à tireoide. A fonte mais comum desses óleos é a soja, que também é um alimento goitrogênico (p. 106).

Óleos vegetais comuns comprados em supermercados não são um bom alimento para a tireoide. Todos os seus óleos devem ser extravirgens ou virgens e prensados a frio. Recomendo que você use o azeite de oliva, e, por favor, sempre guarde seus óleos na geladeira, para evitar que fiquem rançosos. Óleos deixados à luz do dia, expostos ao ar por alguns dias, ou aquecidos e reaproveitados provavelmente ficarão rançosos (eles terão um cheiro estranho). Evite esses óleos a todo custo.

ALIMENTOS GOITROGÊNICOS

Evite os alimentos listados na tabela abaixo a menos que sejam bem cozidos.

ALIMENTOS GOITROGÊNICOS A EVITAR		
Brócolis	Painço	Espinafre
Couve-de-bruxelas	Mostarda	Morango
Repolho	Pêssego	Rutabaga
Couve-flor	Amendoim	Nabo
Couve-de-folhas	Rabanete	
Couve-rábano	Soja e derivados de soja	

COMA

ALIMENTOS RICOS EM IODO

O iodo é um componente vital dos hormônios da tireoide T4 e T3. Algas marinhas, principalmente a *kelp*, são as fontes naturais mais ricas desse importante mineral. Embora ela tenha uma aparência engraçada e possa ter um sabor estranho se não for preparada adequadamente, é um ingrediente importante nas culinárias japonesa e coreana. Encontre receitas com *kelp* ou pegue na biblioteca um livro de receitas japonesas e experimente. Essa, para mim, é uma grande desculpa para eu me entregar à minha paixão por sushi e California rolls.

ALIMENTOS RICOS EM SELÊNIO

A enzima que converte T4 em T3 ativo contém selênio, que também é um poderoso antioxidante protetor. Alimentos ricos nesse fantástico mineral incluem os listados a seguir.

ALIMENTOS RICOS EM SELÊNIO		
Castanha-do-pará	Alga *kelp*	Salmão
Arroz integral	Fígado	Atum
Frango	Carne de animais alimentados	Legumes
Alho	com grãos	Germe de trigo
	Cebola	Grãos integrais

ALIMENTOS RICOS EM TIROSINA

A tirosina é um aminoácido – um dos blocos de construção das proteínas – e é outro componente vital dos hormônios da tireoide. Fontes naturais de tirosina incluem os alimentos a seguir.

ALIMENTOS RICOS NO AMINOÁCIDO TIROSINA		
Amêndoa	Sementes de abóbora	
Abacate	Sementes de gergelim	
Feijão-manteiga		

PLANO DE CARDÁPIO

Meu objetivo com esse plano é oferecer a você uma ideia geral dos tipos de refeições que você pode preparar seguindo as regras simples da minha dieta mediterrânea (na página ao lado). Há sete sugestões para cada refeição – um cardápio semanal – se você quiser seguir a dieta de seis semanas ou adaptar as sugestões conforme você se familiarizar com a dieta. Lembre-se de comer algas marinhas – compre em uma loja de comida saudável ou em mercados japoneses ou coreanos.

Também incluí algumas sugestões de lanchinhos caso haja dias em que você se sinta particularmente faminto entre as refeições e sinta que seus níveis de energia estão caindo. Coma um de manhã e outro no meio da tarde.

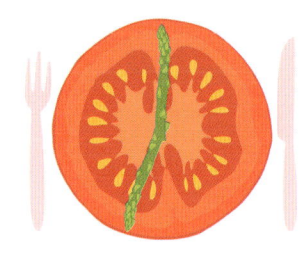

CAFÉ DA MANHÃ

Escolha uma das opções:

1 Uma fatia de pão de centeio, um pouco de margarina não hidrogenada e pasta de semente de abóbora

2 Iogurte natural desnatado e não adoçado com germe de trigo e pedaços de castanha-do-pará

3 Ovos, homus e bacon magro

4 Mingau de aveia com amêndoas e sementes de gergelim

5 Um prato de frutas frescas com amêndoas picadas

6 Muesli de grãos integrais com castanha-do-pará

7 Vitamina de frutas frescas com germe de trigo, iogurte natural desnatado e não adoçado e um fio de xarope de agave

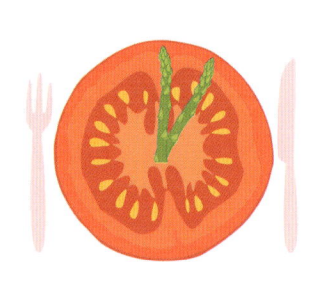

ALMOÇO

Escolha uma das opções:

1 Sopa de legumes com alga marinha

2 California rolls com abacate, atum fresco e alga nori

3 Arroz integral refogado com verduras (mas lembre-se de consultar a lista de alimentos goitrogênicos a serem evitados, na p. 110). Acrescente sementes de gergelim para dar sabor

4 Carne branca (peru ou frango), pão/tortilla/pita integral com alface e um fio de azeite de oliva extravirgem prensado a frio

5 Uma salada de tomate e pepino com um fio de azeite de oliva extravirgem prensado a frio. Acrescente algum peixe fresco, pinoles e pimenta-preta moída

6 Arroz integral e legumes refogados com cogumelos e óleo de gergelim prensado a frio

7 Frango grelhado com alho e uma salada crocante

JANTAR

Escolha uma das opções:

1 Salmão grelhado com legumes assados

2 Peixe (salmão, linguado ou pargo) ou camarão com arroz integral e berinjela

3 Salada com alface, tomate e pimentão. Jogue por cima castanhas ou sementes cruas em pedaços, ou acrescente alguma carne branca e magra

4 Carne de animal alimentado com grãos, acompanhada de vagem cozida no vapor e salada de cebola e tomate

5 Atum fresco grelhado sobre uma cama de arroz integral, sementes de gergelim e salada verde

6 Missoshiro com alga marinha

7 Sashimi de salmão fresco e uma salada japonesa de legumes finamente cortados e temperados com óleo de gergelim

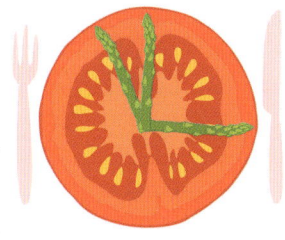

LANCHINHOS

1 Um punhado de castanhas-do-pará, sementes de girassol (que contêm selênio) e amêndoas

2 Frutas frescas, como maçã, mirtilo, abacate, manga, pera, cereja, ameixa, framboesa, oxicoco e abacaxi. Uma tigela pequena por dia

BEBIDAS

Beba um copo grande de água ou de chá de ervas ao acordar. Beba chás de ervas mornos para ajudar a controlar o apetite e a necessidade de estimulação oral. Se você não gostar de chás de ervas, beba água morna. Tente tomar seis xícaras grandes de chá por dia.

REGRAS SIMPLES DA DIETA MEDITERRÂNEA

- ★ Nada de açúcar.
- ★ Ame seus legumes.
- ★ Consuma muitas frutas.
- ★ Consuma muitas leguminosas e feijões.
- ★ Consuma peixe e frutos do mar regularmente.
- ★ Consuma cereais integrais regularmente.
- ★ Consuma álcool com muita moderação.
- ★ Consuma pouca carne vermelha.
- ★ Gorduras saudáveis em vez de gordura nenhuma.
- ★ Consuma derivados do leite de vaca com moderação.
- ★ Inclua ervas e especiarias.
- ★ Coma ovos.
- ★ Aprecie castanhas e sementes.
- ★ Verifique o tamanho das suas porções.
- ★ Coma com outras pessoas.

5

Gordura do sutiã

SUPLEMENTOS para eliminar a gordura do sutiã

Suplementos naturais são necessários para equilibrar seus hormônios e melhorar a função da tireoide. Existe um mal-entendido generalizado de que você obtém todos os nutrientes de que precisa dos alimentos.

SUPLEMENTOS DIÁRIOS MULTIVITAMÍNICOS E MINERAIS

Seu multivitamínico deve incluir vitaminas do complexo B e cobre, que são essenciais para a produção normal dos hormônios da tireoide. Iodo é outro nutriente essencial para a síntese dos hormônios da tireoide (sinais típicos de deficiência de iodo incluem um gosto metálico na boca e secreções carregadas). Certifique-se de que seu multivitamínico tem pelo menos 150 mcg de iodo em cada dose diária. Sugiro o consumo de 1 comprimido diário de um multivitamínico que contenha 100% da IDR.

ÓLEO PURO DE PEIXE

Tome 3.000 mg de óleo puro de peixe ou, se for vegetariano, a mesma quantidade de óleo de linhaça orgânico prensado a frio (consumido em forma de comprimido ou como óleo para temperar a comida).

SELÊNIO

Esse mineral é essencial para a produção equilibrada dos hormônios da tireoide. A enzima que converte o hormônio de tireoide T4 no hormônio da tireoide mais fisiologicamente ativo T3 é uma enzima contendo selênio. Sem ele, essa conversão não tem como ocorrer, o que pode levar a um funcionamento precário da glândula. Tome de 50 mcg a 75 mcg por dia. Seu multivitamínico certamente contém selênio; então, faça as contas e não ultrapasse 75 mcg por dia.

L-TIROSINA

A tirosina é um aminoácido e um componente essencial para a produção dos hormônios da tireoide. O corpo deve receber suprimentos abundantes desse aminoácido para que os hormônios da tireoide sejam produzidos eficazmente. A depressão está claramente ligada ao baixo funcionamento da tireoide, e descobri que pacientes com depressão frequentemente têm baixos níveis de tirosina. Sugiro uma dose de 1.000 mg três vezes por dia com o estômago vazio.

VITAMINA D3

Eu prescrevo essa vitamina para todos os meus pacientes com problemas na tireoide e acho que ela é essencial para o bom funcionamento dessa glândula e para que seus hormônios sejam eficazes em nível celular. Sugiro 300 mcg de vitamina D3 por dia. Como a deficiência dessa vitamina é comum, sugiro que você peça a seu médico para fazer um um exame de sangue. As doses necessárias para suprir uma deficiência costumam ser bastante altas – 1.000 mcg por dia durante oito semanas – portanto, é importante que essa suplementação seja feita sob supervisão profissional.

ZINCO

Esse é outro mineral essencial para a otimização da saúde da tireoide. Em um estudo recente sobre saúde humana, os níveis do hormônio tiroxina tendem a ser mais baixos em pessoas que consomem menos zinco. No entanto, os níveis de tiroxina se elevam depois da suplementação com zinco. Há muitos suplementos de zinco disponíveis no mercado, e alguns são mais facilmente absorvidos pelo organismo que outros. Acho que uma das melhores fontes desse mineral é o picolinato de zinco. A dose total de zinco deve ser de 20 mg, incluindo a quantidade que seu multivitamínico e mineral já deve conter.

SUPORTE FITOTERÁPICO PARA A OTIMIZAÇÃO DO FUNCIONAMENTO DA TIREOIDE: RAIZ DE ALCAÇUZ

Essa erva impressionante contém flavonoides ativos e um componente natural chamado glicirrizina. Se você está se sentindo estressado ou acabou de viver um período longo de estresse, o alcaçuz (*Glycyrrhiza glabra*) vai realmente ajudar sua tireoide ao impulsionar suas adrenais. A glicirrizina demonstrou inibir a quebra do cortisol no organismo. Compre uma cápsula que contenha 25% (75 mg) de ácido glicirrético e procure ingerir uma dose de 300 mg por dia. Não exceda 400 mg de ácido glicirrético por dia, pois ele pode elevar a pressão sanguínea.

GOMA GUGGUL

A goma guggul (*Commiphora mukul*) é a resina da árvore de mirra de *mukul* e desempenha um papel importante na medicina fitoterápica natural da Índia. Os componentes dessa resina dão suporte à conversão do hormônio da tireoide T4 em T3 no organismo. Recomendo a dose de 300 mg por dia. Sempre use um extrato padronizado de 10% de guggulsteronas.

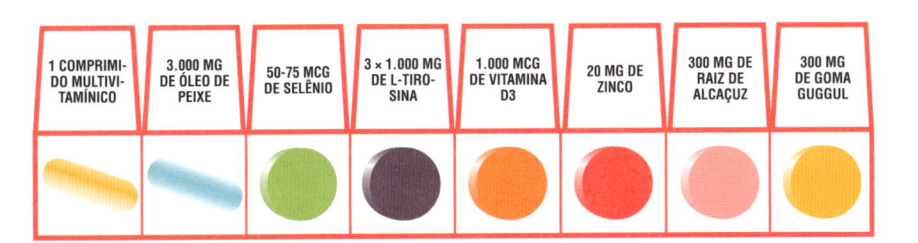

| 1 COMPRIMI-DO MULTIVI-TAMÍNICO | 3.000 MG DE ÓLEO DE PEIXE | 50-75 MCG DE SELÊNIO | 3 × 1.000 MG DE L-TIRO-SINA | 1.000 MCG DE VITAMINA D3 | 20 MG DE ZINCO | 300 MG DE RAIZ DE ALCAÇUZ | 300 MG DE GOMA GUGGUL |

EXERCÍCIOS para perder a gordura do sutiã

O objetivo aqui é devolver ao seu metabolismo o nível mais favorável; desestressá-lo, se estiver se sentindo fadigado, e executar exercícios que vão energizá-lo. É hora de começar a se mexer, mas sem se sobrecarregar, e criando vitalidade por meio dos movimentos. Releia as orientações gerais e a descrição dos exercícios (pp. 76-81) sempre que precisar se lembrar de como se manter na linha.

Os movimentos de resistência que você vai fazer são **REMADAS**, **STIFF COM ELEVAÇÃO**, **CACHORRO OLHANDO PARA CIMA E PARA BAIXO** e **AGACHAMENTOS** (pp. 78-80). Esses exercícios vão trabalhar os principais músculos do seu corpo e aumentar sua circulação.

OBJETIVO

Você precisa trabalhar em intensidade **MODERADA**. Use só o peso do corpo ou cargas leves adicionais para resistência, fazendo de 15 a 20 repetições de cada exercício. Execute movimentos bastante amplos, quase como se estivesse fazendo um alongamento, e controle bastante a respiração e a contagem, coordenando movimento e respiração em sequências de 4-2 segundos (exceto nos exercícios de cachorro olhando para baixo e para cima, que são de 4-4 segundos). Com os exercícios cardiovasculares, esses movimentos vão criar uma sensação de bem-estar e proporcionar um pouco da tão necessária energia. Quando perceber uma melhora em sua força e em seus níveis de energia, faça mais repetições ou vá acrescentando, gradualmente, cargas adicionais.

Como você não quer sobrecarregar seu corpo, faça descansos de recuperação respiratória controlada de 30 segundos entre cada exercício.

Faça todas as sessões na mesma sequência **TRÊS** ou **QUATRO** vezes por semana, preferencialmente em **DIAS ALTERNADOS**.

CARDIOVASCULARES

Se você tiver um minitrampolim em casa ou na academia, use-o para seu aquecimento cardiovascular; andar ou correr também são boas alternativas. Eleve seu ritmo cardíaco, mas não a níveis extremos, e trabalhe em intensidade estável por cinco minutos. Trabalhe a 70% do seu nível máximo de esforço, ou seja, você deve conseguir conversar enquanto se exercita. É importante observar que o excesso de exercícios cardiovasculares pode na verdade aumentar seus níveis de cortisol e ter um impacto negativo sobre o funcionamento da sua tireoide, portanto, siga as limitações desse programa.

Não aumente seu esforço cardiovascular acima de 10% conforme o seu progresso, e sempre veja se ainda consegue falar enquanto se exercita. Essas progressões estáveis vão garantir que você não sobrecarregue seu corpo, mas continue a desafiá-lo a chegar aos níveis ideais para essa gordura localizada.

PROGRAMA DE EXERCÍCIOS PARA PERDER A GORDURA DO SUTIÃ

Repita os exercícios 1 a 5 na mesma sequência duas ou três vezes		DURAÇÃO/REPETIÇÕES
1 **CÁRDIO MODERADO** (ELEVE SEU RITMO CARDÍACO)	Corra ou caminhe rapidamente (alternativas: bicicleta, remada ou cross-training)	5 minutos (intensidade moderada)
2 **MEMBROS SUPERIORES EXERCÍCIO 1**	Remada ↓ 2 expire ↑ 4 inspire	15-20 repetições Descanse por 30 segundos
3 **MEMBROS INFERIORES EXERCÍCIO 1**	Stiff com elevação ↓ 4 inspire ↑ 2 expire	15-20 repetições Descanse por 30 segundos
4 **MEMBROS SUPERIORES EXERCÍCIO 2**	Cachorro olhando para baixo e para cima ↓ 4 inspire ↑ 4 expire	15-20 repetições Descanse por 30 segundos
5 **MEMBROS INFERIORES EXERCÍCIO 2**	Agachamento ↓ 4 inspire ↑ 2 expire	15-20 repetições Descanse por 30 segundos

LEGENDA

↑ ↓ = direção do movimento

2/4 = contagem (p. ex.: 2 ou 4 segundos forçando, 2 ou 4 segundos voltando)

inspire/expire = quando respirar

OUTRAS ATIVIDADES

Movimente seu corpo em um ritmo suave diariamente e saia de casa sempre que possível. A ioga pode ajudá-lo a controlar a respiração ao se movimentar, e qualquer atividade de meditação também irá beneficiá-lo.

Gordura do **TCHAU**

A principal causa dessa gordura nas mulheres é a queda dos níveis de testosterona (o estrogênio nas mulheres é produzido parcialmente a partir da testosterona produzida nos ovários). Esse hormônio impulsiona a libido e a energia, mantém a massa muscular magra, fortalece os ossos e é responsável pela sensibilidade sexual dos mamilos e do clitóris.

QUE HÁBITOS ALIMENTARES CONTRIBUEM?

⚠ Níveis elevados de glicose no sangue diminuem a testosterona, então, mantenha os níveis desse hormônio adequados cortando o açúcar e os carboidratos refinados de sua alimentação. Com o detox de uma semana e evitando o açúcar, isso não será tão difícil.

⚠ Você não está comendo as gorduras saudáveis, ou boas, que são encontradas em alimentos como salmão, linhaça e abacate, e contêm quantidades excelentes de AGEs. Níveis corretos de AGEs (pp. 72-73) são essenciais para a produção de testosterona.

⚠ Você pode estar malnutrida, embora provavelmente esteja ingerindo mais calorias do que deveria e esteja com sobrepeso. Como isso pode acontecer? Nós só temos de voltar atrás cem anos mais ou menos e comparar a alimentação da época com a da população moderna. Nossos ancestrais se beneficiavam de produtos frescos, produzidos nas proximidades e, em sua maioria, orgânicos. Os produtores rurais devolviam para a terra os nutrientes com estrume, adubo e humo, e respeitando a rotação das colheitas. Tudo isso contribui para manter a qualidade do solo e seus níveis de nutrientes.

Os alimentos modernos são insuficientes em muitos nutrientes essenciais para a saúde e para o funcionamento hormonal. A urbanização fez as pessoas se mudarem para longe dos alimentos frescos e naturais. Inseticidas químicos substituíram os métodos tradicionais de controle de pragas. A agricultura intensiva e a sobrepastagem exaurem do solo importantes nutrientes, como cálcio, magnésio e selênio. O transporte de alimentos por longas distâncias, dos produtores até as indústrias de processamento e os supermercados, esgota ainda mais esses recursos. As vitaminas A e C, por exemplo, se degradam com o tempo; então, quanto mais distante a fazenda estiver da mesa, menores serão os nutrientes. As vitaminas B e C ajudam na produção de testosterona, e se elas não estiverem presentes em níveis suficientes na alimentação, você pode ter um problema relacionado a esse hormônio.

QUE HÁBITOS DO ESTILO DE VIDA CONTRIBUEM?

 Você está fazendo bastante sexo? O sexo é uma maneira simples de elevar os níveis de testosterona: como a relação sexual esgota esses níveis, o corpo envia sinais para que se produza mais. Um amigo meu que é médico recomenda às pacientes dele que façam sexo pelo menos uma vez por semana. Apaixonar-se também eleva os níveis de testosterona na mulher.

Se você não dormir bem ou dormir pouco, está comprometendo sua produção de testosterona. Respeite seus horários, porque você precisa dormir profundamente no mesmo horário todas as noites, se possível. Ter uma quantidade adequada de sono é a melhor maneira de maximizar a produção de testosterona, já que o seu pico de produção ocorre na madrugada.

O estresse inibe a produção de testosterona, ao passo que momentos de relaxamento aumentam essa produção. Aprenda técnicas de respiração ou meditação, ouça música, experimente a aromaterapia ou receba massagens relaxantes.

Falta de exercícios físicos é outro supressor dos níveis de testosterona. Exercícios com carga são uma forma de se exercitar que usa o peso do próprio corpo para exercer pressão significativa sobre os ossos e os músculos. O uso de cargas adicionais faz os músculos enviarem um sinal para as células pedindo mais energia e mais testosterona para concluir o exercício.

Dietas com controle calórico ou restrição calórica por longo prazo podem baixar os níveis de testosterona. No entanto, você também não deve se alimentar em excesso; é fundamental que coma menos nas próximas seis semanas e que controle o tamanho de suas porções.

QUE FATORES AMBIENTAIS CONTRIBUEM?

Essa é uma gordura localizada que não tem envolvido nenhum fator ambiental relevante além dos métodos de produção de alimentos modernos.

O que você tem de fazer?

1 Aumente sua energia e sua vitalidade com as orientações deste programa.

2 Sinta-se viva e sexy novamente. Você não precisa estar em um relacionamento; pensar em você mesma como uma mulher sexy e cheia de vida é bastante eficaz.

3 Siga um programa de exercícios com pesos. Veja as páginas 126-127 para mais informações.

4 Tome os suplementos nutricionais (pp. 125-125) para otimizar seu metabolismo da testosterona.

Sua **DIETA** de seis semanas para a gordura do tchau

Sua dieta para a gordura do tchau será rica em gorduras saudáveis e proteína magra. A base para o seu plano de alimentação é a dieta mediterrânea (pp. 70-75), portanto, certifique-se de que você se sente bem com os princípios e as regras dessa dieta antes de aderir às mudanças adicionais (a seguir) que são específicas para a sua gordura localizada.

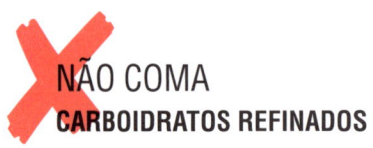

NÃO COMA
CARBOIDRATOS REFINADOS

Ao longo das próximas seis semanas não coma nenhum dos itens a seguir:

CARBOIDRATOS A EVITAR

Farinha branca (p.ex.: croissants, pães e bolos)	Doces	Massa branca
	Arroz branco	Refrigerantes com açúcar
Biscoitos	Pão branco	Álcool

AÇÚCAR E AÇÚCARES MASCARADOS

Seguem algumas das diferentes maneiras como o açúcar pode ser identificado nos rótulos. Sempre leia o rótulo dos alimentos e esteja alerta em relação aos alimentos que contêm esses produtos para poder evitá-los. (Adoçantes artificiais como sacarina e aspartame são prejudiciais à saúde e também estão proibidos neste programa.)

DIFERENTES FORMAS DE AÇÚCAR

Açúcar mascavo	Açúcar invertido	Panocha (açúcar mascavo mexicano)
Xarope de milho	Açúcar de confeiteiro	
Açúcar demerara	Lactose	Xarope de arroz
Dextrose	Malte	Sacarose
Frutose	Maltodextrina	Açúcar granulado
Galactose	Maltose	Açúcar turbinado (açúcar cristalizado não refinado)
Glicose	Xarope de bordo	
Xarope de milho rico em frutose	Melaço	
Mel	Açúcar muscovado ou de Barbados	

COMA

GORDURAS SAUDÁVEIS

Coma gorduras saudáveis e fique longe de gorduras animais saturadas. Acrescente peixes oleosos, suplementos de óleo de peixe, azeite de oliva extravirgem prensado a frio e sementes ou óleo de linhaça à sua alimentação, e a sua produção de testosterona será perfeita. Por exemplo, tempere seus legumes com um fio de azeite de oliva extravirgem e vinagre balsâmico. Além de deixar sua comida mais gostosa, você inclui gorduras saudáveis na refeição.

TIPO DE GORDURA SATURADA	ALIMENTO FONTE
GORDURA MONOINSATURADA	Azeite de oliva, abacate, castanhas e sementes
GORDURA POLI-INSATURADA	Óleos vegetais (como de açafrão, de milho e de girassol)
ÁCIDOS GRAXOS ÔMEGA-3	Peixes gordurosos e de águas frias (salmão, cavala, arenque), linhaça, óleo de linhaça e nozes

Você pode querer procurar em sua loja de alimentos saudáveis um produto que contenha uma mistura dos ácidos graxos essenciais ômega-3, 6 e 9. Essa é uma maneira excelente de garantir que você inclua todas as gorduras saudáveis em sua alimentação. Use-o como base para o tempero da salada ou coloque um fio sobre a tigela de sopa antes de servir.

OPTE POR GRÃOS INTEGRAIS

Mantenha seus níveis de glicose sob controle comendo apenas cereais integrais: arroz integral, macarrão integral e pão integral.

INCLUA PROTEÍNAS

Coma alguma proteína em todas as refeições. Por exemplo, no café da manhã coma um ovo e uma porção pequena de mingau de aveia (cuidado com o tamanho da porção), ou acrescente sementes ricas em proteínas ao mingau. Junte algumas castanhas e sementes a suas saladas, ou feijões, tofu, carne de frango magra ou pedaços de peixe branco em suas sopas.

USE UM ADOÇANTE NATURAL

O xilitol é um adoçante natural derivado de um composto, o *xylan*, encontrado na bétula e em outras árvores de madeira de lei, em frutas vermelhas, em amêndoas e em espigas de milho. O xilitol tem aparência, gosto e textura de açúcar comum, mas sem sabor residual e com a mesma doçura do açúcar, com apenas 60% de calorias; portanto, ele não eleva seus níveis de glicose no sangue tanto quanto o açúcar comum. Ele pode ser usado da mesma forma que o açúcar comum, em bebidas quentes e frias, em sobremesas, em cereais e em bolos. Consuma no máximo uma colher de chá por dia.

REGRAS SIMPLES

★ Nada de açúcar.
★ Ame seus legumes.
★ Consuma muitas frutas.
★ Consuma muitas leguminosas e feijões.
★ Consuma peixe e frutos do mar regularmente.
★ Consuma cereais integrais regularmente.
★ Consuma álcool com muita moderação.
★ Consuma pouca carne vermelha.
★ Gorduras saudáveis em vez de gordura nenhuma.
★ Consuma derivados do leite de vaca com moderação.
★ Inclua ervas e especiarias.
★ Coma ovos.
★ Aprecie castanhas e sementes.
★ Verifique o tamanho das suas porções.
★ Coma com outras pessoas.

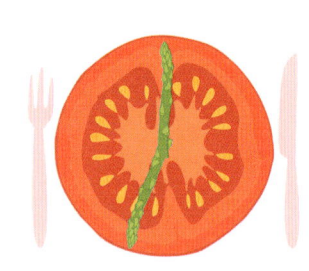

PLANO DE CARDÁPIO

Meu objetivo com esse plano é oferecer a você uma ideia geral dos tipos de refeições que você pode preparar seguindo as regras simples da minha dieta mediterrânea (à esquerda). Há sete sugestões para cada refeição – um cardápio semanal – se quiser seguir a dieta de seis semanas ou adaptar as sugestões conforme se familiarizar com ela. Tenha em mente que você precisa ter proteínas, gorduras saudáveis e carboidratos integrais em todas as refeições.

Também incluí sugestões de lanchinhos caso haja dias em que você se sinta particularmente faminto entre as refeições e perceba que seus níveis de energia estão caindo. Coma apenas UM no meio da manhã e UM no meio da tarde.

CAFÉ DA MANHÃ

Escolha uma das opções:

1 Vitamina de café da manhã

Vitamina de frutas vermelhas

225 ml de leite ou leite de soja
200 ml de suco de laranja
1 colher de chá de xilitol
1 banana
175 g de frutas vermelhas (amora, framboesa e morango) frescas ou congeladas
1 colher de chá de whey protein em pó
1 colher de chá de mix de óleos com os AGEs

Coloque todos os ingredientes no liquidificador e bata até que esteja homogêneo e macio. Sirva e beba imediatamente.

2 Ovo poché ou cozido, salmão defumado e uma torrada integral

3 Mingau de quinoa com uma colher de chá de tahine misturado com frutas vermelhas frescas

4 Salada de frutas com banana, figo e amêndoas picadas

5 Cavala defumada e abacate com pão de centeio

6 Iogurte natural integral sem açúcar com alguns pedaços de frutas e castanhas cruas e sem sal

7 Omelete com tomate e pimentão

ALMOÇO

Escolha uma das opções:

1 Legumes assados com peixe cozido no vapor

2 Legumes refogados com arroz integral e feijão-vermelho

3 Macarrão integral com molho de tomates frescos e ervas, e uma salada de feijões

4 Frango grelhado com aspargo cozido no vapor e salada verde

5 Kebab de cordeiro com brócolis cozidos no vapor e arroz integral (a cada 10 dias no máximo)

6 Escalope de peru, abacate e duas fatias de pão integral

7 Salada Caesar com legumes frescos e um ovo cozido

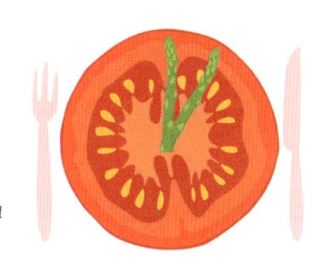

JANTAR

Escolha uma das opções:

1 Pimentão recheado com arroz selvagem, queijo feta e azeite de oliva extravirgem prensado a frio

2 Frango grelhado com macarrão integral e óleo de gergelim

3 Chili com carne e feijão com alho, tomate e ervas frescas

4 Contrafilé (bem magro), arroz integral e couve-flor no vapor (a cada 10 dias no máximo)

5 Ostras de entrada seguidas de salmão no vapor com legumes e arroz integral

6 Omelete com brócolis, cebola e queijo de cabra ou queijo halloumi ralado

7 Carne de vaca e brócolis refogados em um molho de gengibre e alho (a cada 10 dias no máximo)

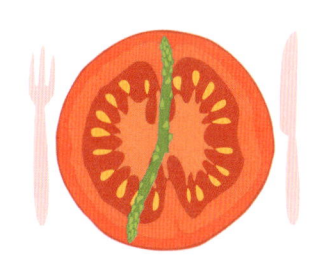

LANCHINHOS

1 Fatias de abacate fresco (no máximo meio abacate por dia)

2 Nozes (no máximo 12 por dia)

3 Fatias de frango grelhado

4 Figos frescos

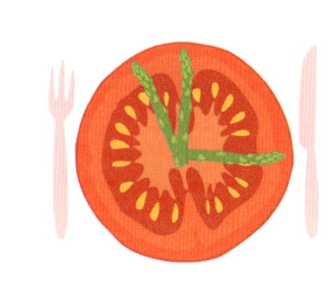

BEBIDAS

Beba um copo grande de água ou uma xícara de chá ao acordar.

Beba chás de ervas mornos para ajudar a controlar o apetite e a necessidade de estimulação oral.

Se você não gostar de chás de ervas, beba água morna. Tente tomar seis xícaras grandes de chá por dia.

SUPLEMENTOS para a gordura do tchau

Recomendo três suplementos que são eficazes estimulantes da testosterona. Não desanime se não encontrar algum deles na sua loja de alimentos saudáveis; peça para encomendarem ou procure em outra loja (ver "Fontes e endereços úteis", p. 157).

SUPLEMENTOS DIÁRIOS MULTIVITAMÍNICOS E MINERAIS

Sugiro o consumo de 1 comprimido diário de um multivitamínico que contenha 100% da IDR.

ÓLEO PURO DE PEIXE

Tome 4.000 mg de óleo puro de peixe ou, se for vegetariano, tome 4.000 mg de óleo de linhaça orgânico prensado a frio (consumido em forma de comprimido ou como óleo para temperar a comida).

RAIZ DE URTIGA

Uma maravilhosa erva de jardim, a urtiga (*Urtica dioica*) pode ajudar, com segurança, a elevar seus níveis de testosterona se usada corretamente e na quantidade certa. Em 1983, pesquisadores alemães identificaram um componente da raiz de urtiga que adere à globulina ligadora de hormônios sexuais (SHBG) – globulina que adere aos hormônios sexuais no sangue, inibindo sua ação e tirando a testosterona de circulação no organismo. Além de inibir a SHBG, os compostos naturais da raiz de urtiga inibem a aromatase, uma enzima que converte testosterona em estrogênio, ajudando assim a preservar os níveis de testosterona. Tome duas cápsulas de 300 mg duas vezes ao dia.

TRIBULUS TERRESTRIS

Essa é uma erva que todos os homens realmente grandes de minha academia estão tomando. Você vai conseguir perceber uma mudança de postura em questão de semanas – de ligeiramente arredondado e com peitos avantajados a um vistoso lutador de MMA! Na minha clínica, o *Tribulus terrestris* é uma das ervas que receito com mais frequência para homens com problemas de libido, uma vez que ela estimula os níveis de testosterona. Compre *Tribulus* que tenha 40% de saponinas e 60% de protodioscina. Tome uma cápsula de 300 mg duas vezes por dia.

5

Hora de agir

AVEIA E GINSENG

Uma mulher produz testosterona nos ovários e nas glândulas adrenais. A vida moderna e as muitas obrigações das mulheres podem resultar em glândulas adrenais cansadas, o que impacta na produção de testosterona. Isso fica acentuado quando a mulher entra no climatério e sua produção ovariana fica lenta: as glândulas adrenais cansadas terão de fazer o trabalho sozinhas, o que pode diminuir os níveis de testosterona. Felizmente, existe uma classe de ervas conhecidas como adaptógenos, que trabalham para repor naturalmente a função adrenal e restaurar o equilíbrio hormonal. Os mais importantes desses adaptógenos são o ginseng (*Panax ginseng*) e a aveia (*Avena sativa*). O que eu mais gosto de prescrever é a ginsavena, uma tintura que combina o ginseng e a aveia. Sugiro uma dose de 35 gotas diluídas em água antes do café da manhã e do almoço. Não tome a tintura à tarde, pois ela energiza o corpo e pode atrapalhar o sono.

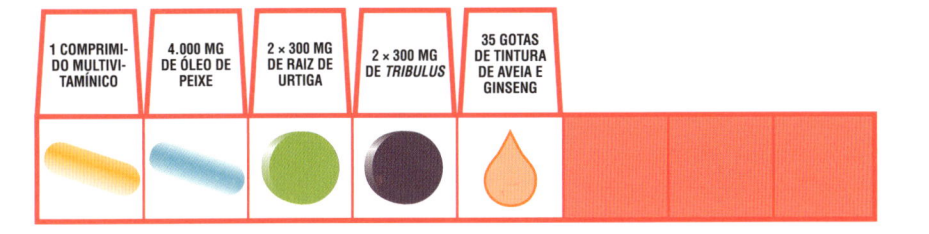

EXERCÍCIOS para a gordura do tchau

Este programa foi projetado para esculpir seu corpo e desenvolver seus músculos ao mesmo tempo que vai ajudá-la a relaxar e diminuir seus níveis de estresse. Pode ser uma combinação complicada para controlar, mas, se você seguir este programa e os conselhos nutricionais, ficará surpresa com os resultados. Releia as orientações gerais e a descrição dos exercícios (pp. 76-81) sempre que precisar se lembrar de como se manter na linha.

REMADAS, AGACHAMENTOS E ELEVAÇÕES, STIFFS e **CRUCIFIXOS** (pp. 78-81) são os exercícios de resistência que você vai fazer. Esses movimentos vão trabalhar quase todos os músculos do seu corpo.

OBJETIVO

Você precisa erguer cargas pesadas. Faça 60 segundos de pausa entre cada movimento para chegar perto do **MÁXIMO** esforço. Execute de 8 a 12 repetições, aproximando-se da exaustão em cada movimento. Para a primeira sequência, force-se a atingir cerca de 80% de seu limite fazendo 12 repetições, e para a segunda e a terceira, faça de 8 a 10 repetições, trabalhando em 90% do limite.

Faça movimentos bem amplos para trabalhar porções maiores dos músculos ativados. Não comprometa a postura, coordenando movimento e respiração em sequências de 3-1 segundo.

Conforme seus músculos se desenvolverem, sua força vai aumentar, então aumente as cargas que você usa gradualmente de acordo com suas condições. Não se preocupe em ficar com músculos muito grandes; este programa foi projetado simplesmente para diminuir a sua gordura do tchau e para definir seu corpo.

Para evitar treinamento excessivo, dê **DOIS DIAS** de descanso para o seu corpo entre uma sessão e outra, portanto, faça um máximo de **TRÊS** sessões por semana.

CARDIOVASCULARES

Finalize cada sequência com uma pequena, mas intensa, explosão cardiovascular seguida de uma boa pausa de recuperação (dois minutos de exercícios, três minutos de descanso). Tente subir uma colina correndo, ou pedalando. A intensidade depende de seu condicionamento; portanto, se achar que não está nada condicionado, uma caminhada rápida ou a subida de um lance de escadas pode ser suficiente para chegar próximo de seu nível máximo de esforço. Se você estiver em uma academia, use o simulador de remo ou o elíptico. Conforme seu condicionamento melhorar, encontre uma subida mais íngreme ou aumente a resistência; esteja sempre se forçando a empregar seu esforço máximo.

OUTRAS ATIVIDADES

Durma bem todas as noites e incorpore "atividades de recuperação" amenas, que podem incluir um passeio no parque, ioga ou nado tranquilo para ajudá-lo a se recuperar e para desestressar.

PROGRAMA DE EXERCÍCIOS PARA GORDURA DO TCHAU

Repita os exercícios 2 a 6 na mesma sequência três vezes		DURAÇÃO/ REPETIÇÕES
1 **CÁRDIO MODERADO (ELEVE SEU RITMO CARDÍACO)**	Corra ou caminhe rapidamente (alternativas: bicicleta, remada ou elíptico)	3 minutos
2 **MEMBROS SUPERIORES EXERCÍCIO 1**	Remada ↓3 inspire ↑1 expire	8-12 repetições Descanse por 60 segundos
3 **MEMBROS INFERIORES EXERCÍCIO 1**	Agachamento ↓3 inspire ↑1 expire	8-12 repetições Descanse por 60 segundos
4 **MEMBROS SUPERIORES EXERCÍCIO 2**	Elevação (ou flexão) ↓3 inspire ↑1 expire	8-12 repetições Descanse por 60 segundos
5 **MEMBROS INFERIORES EXERCÍCIO 2**	Stiff com elevação ↓3 inspire ↑1 expire	8-12 repetições Descanse por 60 segundos
6 **EXPLOSÃO CARDIOVASCULAR**	Corra ou caminhe rapidamente (alternativas: bicicleta, remada ou elíptico)	2 minutos a 80-90% do limite máximo Descanse por 3 minutos

LEGENDA

↑ ↓ = direção do movimento

3/1 = contagem (p. ex.: 1 segundo forçando, 3 segundos voltando)

inspire/expire = quando respirar

COXAS E BUMBUM

Espero que neste ponto você já entenda claramente como o excesso de estrogênio no organismo pode causar quantidades inadequadas de gordura depositadas em seus glúteos e em suas coxas, e o papel dos receptores alfa-2 no armazenamento de gordura (se precisar relembrar, releia as páginas 18, 20 e 21). Esta seção detalha outros fatores que podem influenciar esse tipo de gordura e mostra como eliminá-la.

QUE HÁBITOS ALIMENTARES CONTRIBUEM?

Há muitas influências da alimentação nessa gordura localizada específica. Algumas foram provadas cientificamente, outras, como comer legumes mais ricos em fibras, eu percebi em minhas pacientes. O foco desta seção é na alimentação ocidental moderna – que eu chamo de padrão alimentar americano/australiano ou padrão alimentar europeu.

⚠️ Frutas, legumes, verduras e grãos integrais são fontes de fibras, que ajudam a expelir o excesso de estrogênio do organismo. A maioria das dietas modernas, nas quais predominam produtos à base de farinha refinada em vez de frutas, verduras e legumes frescos, contém níveis muito baixos de fibras que limpam o estrogênio do organismo.

⚠️ Um dos papéis do fígado é quebrar o estrogênio e removê-lo da circulação. No entanto, álcool, medicamentos lícitos e ilícitos, sanduíches com bacon e bebidas carregadas de conservantes químicos e corantes podem dificultar os esforços do fígado para limpar o excesso de estrogênio que pode entrar no organismo pela comida ou por condições ambientais.

⚠️ Outros fatores que podem contribuir: alimentos aos quais você seja alérgica ou intolerante, excesso de álcool e consumo de água de garrafas plásticas. Há mais informações sobre plásticos adiante (p. 131).

QUE HÁBITOS DO ESTILO DE VIDA CONTRIBUEM?

⚠️ Os principais suspeitos para mim são as pílulas contraceptivas e a TRH, que contêm altas doses de estrogênio. Se você estiver tomando uma pílula à base apenas de estrogênio, considere conversar com seu médico sobre a substituição dessa pílula por uma de baixa dosagem combinada (estrogênio e progesterona) ou mesmo uma pílula só com progesterona. Outra opção é falar com seu médico naturalista sobre alternativas à TRH e aos contraceptivos orais.

Muitos cosméticos contêm elementos químicos que são toxinas reprodutivas. Verifique os cremes e as loções que você usa no dia a dia e evite produtos com ingredientes que incluam a palavra "parabeno". Sua loja de alimentos saudáveis ou de produtos orgânicos vai ter produtos para cuidar da sua pele que não vão prejudicar sua saúde.

 O consumo de álcool e de cigarro prejudica o controle e a produção hormonal. Reduzir ou cessar esses hábitos é uma parte essencial deste programa.

E por último, mas não menos importante, está o fato de que períodos prolongados de estresse sabotam nosso equilíbrio hormonal. Todos precisamos lutar para fazer menos.

QUE FATORES AMBIENTAIS CONTRIBUEM?

Poluentes ambientais são um fenômeno com um efeito muito moderno sobre a distribuição de gordura. Meu foco particular é sobre os xenoestrogênios, produtos químicos que têm sobre o organismo um extraordinário efeito estrogênico (ou seja, eles agem de maneira similar ao estrogênio). Facilmente absorvidos por nossa pele, são encontrados em muitos produtos do dia a dia, como embalagens plásticas, latas de alimentos, detergentes, retardadores de chamas, alimentos, brinquedos, cosméticos e pesticidas. Eles não são lipossolúveis nem biodegradáveis, são perigosamente tóxicos e infiltram-se na comida que comemos, contaminando-a. Os xenoestrogênios são encontrados em uma grande variedade de substâncias, tanto naturais como sintéticas, entre as quais estão produtos farmacêuticos, dioxinas, PCBs, pesticidas e plastificantes como o bisfenol A (BPA). Todas prejudicam o sistema endócrino.

O que você tem de fazer?

1 Reduza os níveis de estrogênio: avalie seu método contraceptivo, seus cosméticos e seus produtos de higiene e evite o cigarro, o álcool e o estresse.

2 Seja ultraconsciente sobre os xenoestrogênios. Elimine quaisquer alimentos que contenham essa substância e coma muitos legumes crucíferos, que vão ajudar a alterar seu metabolismo do estrogênio.

3 Siga um novo programa de exercícios. Veja as páginas 138 e 139 para mais detalhes.

4 Tome os suplementos de equilíbrio hormonal adequados para otimizar o metabolismo do estrogênio. Na minha clínica, uso esses tratamentos naturais para ajudar minhas pacientes a restaurar a função hormonal e otimizar a perda de peso. As fórmulas que recomendo (pp. 136-137) são todas testadas e aprovadas.

Sua **DIETA** de seis semanas para coxas e bumbum

Para reduzir suas coxas e seu bumbum, você precisa reduzir o consumo de xenoestrogênios e aumentar o consumo de legumes crucíferos. Certifique-se de que você conhece bem os detalhes das regras da dieta mediterrânea (pp. 70-75) antes de aderir às mudanças adicionais (a seguir) que são específicas para a sua gordura localizada.

NÃO COMA

ALIMENTOS PROCESSADOS

Evidências científicas revelam que alimentos processados com alto teor de açúcar e gordura contribuem para o caos hormonal. Elimine também a farinha branca refinada de sua dieta e opte por pão, macarrão e grãos integrais.

CAFÉ

A cafeína está proibidíssima, pois estudos mostram que duas xícaras de café por dia podem elevar os níveis de estrogênio (ver "Fontes e endereços úteis", p. 157).

ALIMENTOS QUE O FAZEM SE SENTIR EMPACHADO OU CANSADO

Alimentos que o fazem se sentir mal provavelmente causam algum tipo de alergia em você, e alérgenos alimentares comuns descontrolam os hormônios. Os alimentos que costumam causar mais reações alérgicas são os derivados do leite de vaca, a farinha de trigo branca e o açúcar. Se o seu organismo rejeita certos alimentos ou tem dificuldade para digeri-los, pare de comê-los.

XENOESTROGÊNIOS

★ Muitos dos hormônios usados nos métodos modernos de pecuária incluem xenoestrogênios. Prefira carnes e aves orgânicas, uma vez que esses hormônios não são usados nesse tipo de produção. Se os alimentos orgânicos forem muito caros, opte por carnes e leite provenientes de animais alimentados exclusivamente com forragem.

★ Nunca aqueça nenhum alimento no micro-ondas em recipientes plásticos ou cobertos com plástico-filme. Quando o plástico é aquecido, os produtos químicos nele presentes podem se infiltrar no alimento. As substâncias químicas mais comuns nesses casos são os xenoestrogênios, como o BPA e ftalatos. De acordo com o *Harvard Medical School Family Health Guide*, alimentos gordurosos como carne e queijo são especialmente suscetíveis à contaminação. Use sempre recipientes de vidro ou cerâmica ou aqueça os alimentos em uma assadeira de aço inoxidável no forno convencional.

★ Não consuma nenhum alimento que contenha hidroxianisol butilado (BHA) – um xenoestrogênio conservante comum usado em alimentos processados.

★ Minimize seu consumo de alimentos enlatados. Estima-se que mais de 85% das latas são revestidas com o xenoestrogênio BPA para reduzir o sabor metálico tão frequente em alimentos enlatados. O BPA se infiltra no alimento quando exposto ao calor (pasteurização) ou a ácidos. O BPA também está presente em muitas mamadeiras plásticas e recipientes para guardar alimentos.

★ Não beba nenhum líquido de garrafas plásticas, pois a maioria delas provavelmente contém BPA. Os compostos químicos xenoestrogênicos presentes em garrafas plásticas vão se infiltrar na bebida se a garrafa for deixada no carro ou sob o sol.

★ As estações de tratamento de água não são projetadas para remover os poluentes hormonais da água, portanto, os defensivos agrícolas e os produtos químicos presentes na água vão sair na água da nossa torneira. Para tomar água sem hormônios, eu sempre recomendo a meus pacientes que tratem sua água com um sistema de filtração por osmose reversa e carvão, que (embora caro) vai eliminar quaisquer traços de BPA e outros elementos nocivos.

★ Panelas antiaderentes são uma fonte potencial de xenoestrogênios; portanto, volte a usar as panelas de ferro ou de aço inoxidável e passe nelas uma leve camada de azeite de oliva para impedir que os alimentos fiquem grudados – uma alternativa barata, durável e saudável. Evite panelas de alumínio, pois o alumínio pode colaborar para o desenvolvimento do mal de Alzheimer.

★ Evite plásticos na cozinha, principalmente plásticos flexíveis, pois há neles muitos compostos que podem ser considerados xenoestrogênios. Use recipientes de vidro ou cerâmica para guardar alimentos.

★ Use plástico-filme que não contenha DHEA e substitua o plástico dos alimentos que você já compra embalados assim que chegar em casa das compras.

Evite também:
★ PCBs em tintas e óleos. Use tintas naturais.
★ Todos os inseticidas, os pesticidas e os produtos químicos de cuidados de jardim. Procure alternativas orgânicas em sua loja de jardinagem.
★ Filtros solares que contenham o xenoestrogênio 4-metilbenzilideno. Compre protetores solares naturais e livres de compostos químicos.
★ Cremes, loções, xampus e sabonetes que contenham parabenos.
★ Xampus, coleiras e produtos antipulgas para seus animais.
★ Produtos de limpeza, principalmente os sabões em pó e amaciantes de roupas que contenham xenoestrogênios, pois seus resíduos ficarão nas roupas e toalhas e entrarão em contato com a pele.
★ Aromatizantes de ambiente e repelentes de insetos.

COMA

CONCENTRE-SE EM FRUTAS, VERDURAS E LEGUMES FRESCOS

Procure consumir uma variedade de frutas, verduras e legumes da estação, frescos e orgânicos, que contêm uma grande variedade de fitonutrientes saudáveis (componentes químicos naturais que têm um impacto positivo sobre a saúde). Coma pelo menos duas porções de frutas frescas e quatro variedades de legumes frescos todos os dias (evite alimentos enlatados e produzidos há muito tempo). Não há problema em consumir legumes congelados, mas procure comer frutas frescas. Tente cozinhar os legumes no vapor ou comê-los crus, uma vez que a fervura elimina os nutrientes saudáveis que eles contêm, e sempre lave muito bem os produtos frescos antes de comê-los ou prepará-los a fim de remover quaisquer contaminantes da superfície.

LEGUMES CRUCÍFEROS

Brócolis, couve-flor, couve-de-bruxelas, nabo, couve-de-folhas, repolho verde e mostarda possuem nutrientes exclusivos que modificam a maneira como seu organismo usa o estrogênio. Coma três porções desses legumes fabulosos por dia, pois contêm di-indol-metano (DIM), um composto químico natural que é um importante agente fitoquímico de eliminação do estrogênio. Quando você mastiga legumes crucíferos crus ou levemente cozidos, as enzimas da planta (substâncias que deflagram uma reação) são ativadas, o que permite ao DIM entrar em seu organismo. No entanto, para absorver o máximo benefício do DIM ao longo dessas limitadas seis semanas de programa, você teria de consumir uma quantidade muito grande de legumes crucíferos crus todos os dias. Para superar esse problema, eu recomendo que você tome um suplemento de DIM por seis semanas para impulsionar a eliminação do estrogênio (p. 136).

INCLUA FIBRAS EM SUA ALIMENTAÇÃO

Frutas, verduras, legumes e grãos integrais são fontes ricas de fibras, o que ajuda a eliminar o estrogênio do organismo, evitando que o hormônio volte a circular no organismo e seja reaproveitado (e, portanto, exacerbe o problema de excesso de estrogênio).

COMA CARNE E OVOS ORGÂNICOS

Se você puder, compre carne e ovos orgânicos, uma vez que eles são livres de resíduos hormonais que podem incluir o estrogênio químico.

TOME UMA DOSE DE PROBIÓTICOS TODOS OS DIAS

Bactérias benéficas ajudam na eliminação do estrogênio pelo trato gastrointestinal. Os probióticos podem ser encontrados na forma de cultura viva, como em iogurtes naturais sem adição de açúcar ou em comprimidos de *kefir*. Compre de fabricantes confiáveis, que garantam até 2 bilhões de bactérias por cápsula.

COMA MUITO PEIXE DE CARNE BRANCA

Peixes oleosos grandes, como atum e espadarte, podem estar contaminados com PCBs (um xenoestrogênio que polui os oceanos, veja quadro abaixo) e mercúrio. Coma peixes oleosos menores, que não estão no topo da cadeia alimentar, e coma mais peixes de carne branca do que peixes oleosos durante esta dieta. Se você optar pelos grandes, só os consuma uma vez por quinzena. O seu vendedor de peixes vai ajudá-lo a escolher o peixe certo. Eu também vou mostrar a você como garantir um consumo suficiente de óleos ômega-3 (peixe e linhaça) na seção de suplementos (pp. 136-137).

VARIEDADE DE PEIXES PARA ESCOLHER	
PEIXES OLEOSOS	Anchovas, arenque, arenque defumado, cavala, olho-de-vidro laranja, sardinhas grandes, sardinhas normais, salmão, espadarte (coma com moderação), truta, atum (fresco, coma com moderação), carapau
PEIXES DE CARNE BRANCA	Bacalhau, linguado, solha-gigante, hadoque, alabote, granadeiro-azul, John Dory, solha-limão, espadim, tamboril, solha, escamudo, pâmpano-manteiga (*pomfret*), tainha vermelha e branca, cantarilho (também conhecido por boca-negra ou peixe-vermelho), robalo, dourado, cação, skate, rodovalho, badejo

O QUE SÃO PCBS?

PCBs, ou bifenilas policloradas, são um grupo de compostos químicos sintéticos. Eles eram muito usados em equipamentos elétricos e em processos industriais, até que se descobriu que ameaçam a saúde humana, os seres vivos de modo geral e o ambiente natural. Os PCBs agora são proibidos, mas o contaminante PCB continua ativo no ambiente por causa do descarte impróprio dos produtos contendo esses compostos e dos processos usados para fabricar tais produtos.

As moléculas de PCB aderem, por exemplo, a partículas sedimentares, que podem ir parar no fundo de um rio e serem comidas por organismos minúsculos. Se um peixe pequeno come esses organismos, ele retém os PCBs em sua gordura corporal. Isso se repete pela cadeia alimentar até chegar a peixes grandes e aos humanos – um processo chamado bioacumulação. Os níveis de PCB em predadores grandes como espadarte, truta e humanos podem ser muito altos.

5

Coxas e bumbum

- ★ Nada de açúcar.
- ★ Ame seus legumes.
- ★ Consuma muitas frutas.
- ★ Consuma muitas leguminosas e feijões.
- ★ Consuma peixes e frutos do mar regularmente.
- ★ Consuma cereais integrais regularmente.
- ★ Consuma álcool com muita moderação.
- ★ Consuma pouca carne vermelha.
- ★ Gorduras saudáveis em vez de gordura nenhuma.
- ★ Consuma derivados do leite de vaca com moderação.
- ★ Inclua ervas e especiarias.
- ★ Coma ovos.
- ★ Aprecie castanhas e sementes.
- ★ Verifique o tamanho das suas porções.
- ★ Coma com outras pessoas.

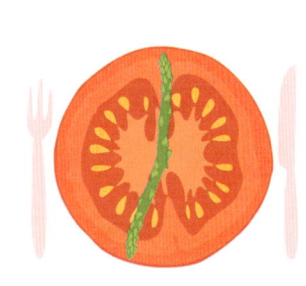

PLANO DE CARDÁPIO

Meu objetivo com esse plano de cardápio é oferecer uma ideia geral dos tipos de refeições que você pode preparar seguindo as regras simples da minha dieta mediterrânea (à esquerda). Há sete sugestões para cada refeição – um cardápio semanal – se quiser seguir esse plano ao longo das seis semanas ou adaptar as sugestões conforme você se familiarizar com a dieta. A única exigência complementar é que você coma três porções de legumes crucíferos levemente cozidos no vapor todos os dias. Tempere os legumes com um pouco de azeite de oliva extravirgem prensado a frio e vinagre balsâmico ou suco de limão, se você gostar, para deixá-los ainda mais saborosos. Se for complicado para você, em razão de sua rotina de trabalho, ter esse tipo de refeição no horário de almoço, troque o jantar pelo almoço.

Também incluí algumas sugestões de lanchinhos caso haja dias em que você se sinta particularmente faminto entre as refeições e sinta que seus níveis de energia estão caindo. Coma apenas **UM** no meio da manhã e **UM** no meio da tarde.

CAFÉ DA MANHÃ

Escolha uma das opções:

1 Ovos preparados como você preferir (exceto fritos), com bagel integral ou torrada integral com azeite de oliva extravirgem prensado a frio

2 Wrap integral com pimentão, tomate picado, folhas rasgadas de espinafre baby, queijo feta magro e um fio de azeite de oliva extravirgem prensado a frio

3 Frutas da estação com pedaços de castanha-de-caju, amêndoas e pinoles crus e um pote grande de iogurte natural desnatado e não adoçado

4 Maçã assada com canela e iogurte natural desnatado e não adoçado

5 Mingau de aveia com maçã ralada e pinoles

6 Ovos cozidos com pão de centeio torrado

7 Fatias de pepino, azeitonas, queijo branco (por exemplo, halloumi, feta, cottage ou queijo de cabra), folhas de manjericão cortadas e pão pita integral

ALMOÇO

Escolha uma das opções:

1 Peixe branco ou frango grelhado com uma variedade de legumes, especialmente legumes crucíferos

2 Salada de folhas verde-escuras com tomate, abacate, pinoles torrados e um fio de azeite de oliva extravirgem prensado a frio

3 Arroz integral e legumes refogados, com pelo menos um legume crucífero

4 Macarrão integral com tomates frescos e molho de azeitonas

5 Sopa de feijões mistos e salada

6 Cuscuz integral com legumes levemente refogados

7 Sopa de brócolis com sementes e uma fatia de pão integral

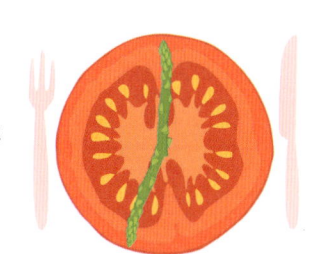

JANTAR

Escolha uma das opções:

1 Mix de legumes levemente cozidos no vapor com um fio de azeite de oliva e vinagre de maçã ou vinagre balsâmico

Mais **UM** dos seguintes ingredientes:

★ Sopa de feijões ou leguminosas e legumes crucíferos

★ Sopa de abóbora

★ Ratatouille de legumes com painço

★ Pão integral, homus, azeitonas e uma salada grande colorida

★ Sopa de lentilhas com ervas frescas

★ Couve-flor assada com curry e arroz integral

★ Couve-de-bruxelas salteada com noz-pecã, gengibre fresco e chalotas

LANCHINHOS

1 Uma porção pequena de castanhas frescas cruas

2 Tomate fresco e picado temperado com um pouco de azeite de oliva extravirgem prensado a frio

3 Caldo de legumes

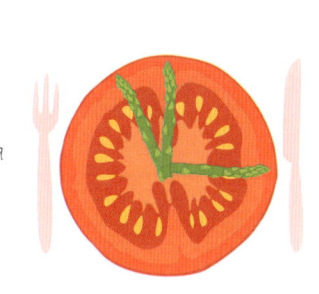

BEBIDAS

Beba chás de ervas mornos para ajudar a controlar o apetite e a necessidade de estimulação oral. Se você não gostar de chás de ervas, beba água morna. Tente tomar seis xícaras grandes de chá por dia.

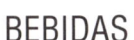

5

Coxas e bumbum

SUPLEMENTOS para coxas e bumbum

Esses suplementos nutricionais foram testados e aprovados em minha clínica e ajudaram a otimizar a maneira como o estrogênio é usado e metabolizado. Tome todos os suplementos listados aqui para obter os melhores resultados.

SUPLEMENTOS DIÁRIOS MULTIVITAMÍNICOS E MINERAIS

Tome suplemento vitamínico e mineral de boa qualidade que contenha pelo menos 50 mg de cada uma das vitaminas do complexo B (mas 400 mcg da B12) e 200 UI de vitamina E, uma vez que essas vitaminas dão suporte à eliminação do estrogênio. Sugiro o consumo de 1 comprimido diário de um multivitamínico que contenha 100% da IDR.

ÓLEO PURO DE PEIXE

Tome 3.000 mg de óleo puro de peixe ou, se for vegetariano, a mesma quantidade de óleo de linhaça orgânico prensado a frio (consumido em forma de comprimido ou como óleo para temperar a comida).

DIM

O organismo quebra o estrogênio em subprodutos de estrogênio, ou metabólitos, "bons" e "ruins". O DIM é um composto natural encontrado em legumes crucíferos que promove uma produção mais eficiente do estrogênio: ele promove o bom estrogênio ao reduzir os níveis dos metabólitos 16-hidroxi (ruins) e aumentando a formação de metabólitos 2-hidroxi (bons). Muitos benefícios para a saúde atribuídos ao estrogênio, que incluem a habilidade de proteger o coração e o cérebro e sua atividade antioxidante, derivam desses bons metabólitos. A obesidade e a exposição a compostos químicos ambientais como os xenoestrogênios estimulam a produção de metabólitos de estrogênio ruins. Eu recomendo uma dose diária de 200 mg de DIM.

CHÁ VERDE

O chá verde é uma rica fonte de catequinas (fitoquímicos) e contém uma quantidade modesta de cafeína. Descobriu-se que ambas aumentam o metabolismo da gordura; quando consumidas juntas – em uma xícara de chá verde –, essas substâncias têm um efeito adicional maior do que se consumidas isoladamente. Pesquisas com seres humanos revelaram que o chá verde, quando consumido por uma média de doze semanas, resultou em perda de peso ou prevenção de ganho de peso depois de uma dieta. Saboreie algumas xícaras por dia sem leite nem açúcar.

OBSERVAÇÃO IMPORTANTE

⚠ Não tome esses suplementos se você estiver grávida ou amamentando.

⚠ Alterações inofensivas na cor da urina podem ocorrer se você usar esses produtos.

⚠ Se toma algum remédio, converse com seu médico antes.

VITEX AGNUS-CASTUS

Uma disfunção dos hormônios femininos estrogênio e progesterona pode levar à TPM. Se você apresenta algum dos sintomas a seguir – sinais de que está produzindo mais estrogênio do que progesterona –, tomar o *Vitex agnus-castus* vai estimular seu organismo a produzir mais progesterona:

★ Sensibilidade nos seios;   ★ Oscilações de humor;

★ Retenção de líquidos;   ★ Fluxos intensos e dolorosos.

★ Irritabilidade;

Sugiro tomar uma tintura com o extrato da planta fresca (uma parte de planta e duas partes de álcool). Tome uma dose de 2,5 ml toda manhã.

CÁLCIO D-GLUCARATO

Essa substância é encontrada em muitas frutas e legumes, principalmente em maçãs, couve--de-bruxelas e brócolis. O estrogênio é metabolizado no fígado pelo ácido glucurônico por meio da glucurodinação. Ele é então excretado na bile, a menos que uma enzima do intestino (beta-glucuronidase) quebre a cadeia estrogênio/ácido glucurônico e permita a reabsorção do estrogênio. O cálcio D-glucarato inibe a enzima, permitindo ao organismo excretar estrogênio antes de ele ser reabsorvido e reaproveitado. Recomendo começar com uma dose de 1.500 mg e aumentar para 2.000 mg depois de duas semanas.

SUPLEMENTO OPCIONAL
ISOFLAVONAS

Trata-se de um fitoestrogênio encontrado na soja, no trevo-vermelho, no chá verde, na lentilha e em outras leguminosas. Estudos têm revelado que as isoflavonas genisteína e daidzeína (encontradas nos grãos de soja) são inibidoras da aromatase, uma enzima encontrada no fígado que é usada para transformar hormônios masculinos, como a testosterona, em estrogênio. Os inibidores da aromatase ajudam a diminuir a concentração de estrogênio no organismo. Ao inibir a aromatase, o organismo mantém níveis mais altos de testosterona. Tome um suplemento que lhe dê cerca de 10-20 mg diários de isoflavonas. Essa dose é pequena, portanto você pode ter de dividir os comprimidos para tomar a dose correta. Certifique-se de comprar um produto que seja livre de organismos geneticamente modificados (OGMs) – soja transgênica não é uma opção.

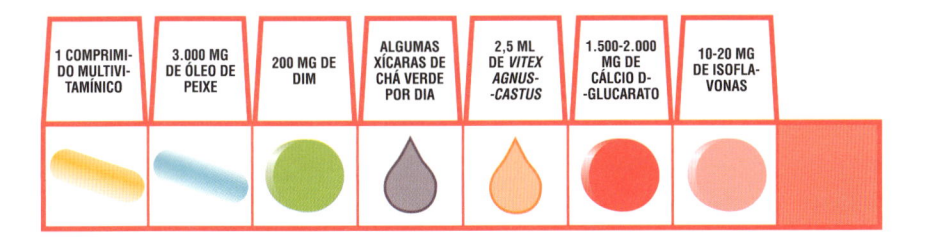

EXERCÍCIOS para coxas e bumbum

Exercícios são a chave para eliminar sua gordura localizada e otimizar sua sensação de bem-estar. Os exercícios cardiovasculares e os movimentos de resistência literalmente trabalham cada músculo de seu corpo a fim de oferecer resultados efetivos na queima de gordura em suas coxas e seu bumbum. Releia as orientações gerais e a descrição dos exercícios (pp. 76-81) sempre que precisar se lembrar de como se manter na linha.

Você vai trabalhar todos os grandes músculos superiores e inferiores a fim de obter a melhor resposta metabólica. Seus quatro exercícios de resistência são **PULL-DOWNS**, **AFUNDOS**, **ELEVAÇÕES** e **AGACHAMENTOS SUMÔ** (pp. 78-80). Não se preocupe com a possibilidade de aumentar os músculos nessas áreas, pois eles são extremamente compactos se comparados com a gordura; e as mulheres não têm os níveis de testosterona necessários para aumentar significativamente a massa magra.

OBJETIVO

Tente fazer cada sessão com **ALTA INTENSIDADE** e use cargas moderadas para os membros superiores e inferiores. Você precisa estar constantemente desafiando seu corpo durante essas sessões, dando de 80% a 90% de seu nível máximo de esforço. Conforme seu condicionamento e sua força aumentarem e a carga que você estiver usando não representar mais um desafio para você, aumente a carga gradualmente e se mantenha trabalhando no mesmo nível de esforço: 80-90% de seu limite máximo.

Mulheres geralmente respondem melhor a maiores repetições de um mesmo exercício do que os homens, portanto, repita cada exercício de resistência de 10 a 15 vezes. Controle o ritmo da respiração: inspire em 3 segundos e expire em 2 segundos. Repita os exercícios 2 a 6 na mesma sequência **TRÊS** vezes em cada sessão. A sessão inteira deve ser executada de **TRÊS** a **QUATRO** vezes por semana em **DIAS ALTERNADOS**.

CARDIOVASCULARES

O ideal seria você caminhar ou correr, já que essa é a maneira mais natural de fazer exercícios para elevar seu ritmo cardíaco, mas se preferir pedalar, usar o simulador de remo ou o elíptico, não tem problema nenhum. É importante ressaltar que excesso de exercícios cardiovasculares pode deixar o organismo sob mais estresse e fazê-lo depositar mais gordura, portanto, não exceda as recomendações listadas aqui.

OUTRAS ATIVIDADES

Além deste programa de exercícios, movimente seu corpo o máximo que puder e sempre que puder, e encontre uma hora do dia para relaxar, meditar e praticar algum exercício de respiração.

PROGRAMA DE EXERCÍCIOS PARA AS COXAS E O BUMBUM

Repita os exercícios 2 a 6 na mesma sequência por três vezes		DURAÇÃO/ REPETIÇÕES
1 **AQUECIMENTO CÁRDIO MODERADO (ELEVE SEU RITMO CARDÍACO)**	Corra ou caminhe rapidamente (alternativas: bicicleta, remada ou elíptico)	3 minutos
2 **MEMBROS SUPERIORES EXERCÍCIO 1**	Pull-down ↓2 expire ↑3 inspire	10-15 repetições Descanse por 60 segundos
3 **MEMBROS INFERIORES EXERCÍCIO 1**	Afundo ↓3 inspire ↑2 expire	10-15 repetições Descanse por 60 segundos
4 **MEMBROS SUPERIORES EXERCÍCIO 2**	Elevação ↓3 inspire ↑2 expire	10-15 repetições Descanse por 60 segundos
5 **MEMBROS INFERIORES EXERCÍCIO 2**	Agachamento sumô ↓3 inspire ↑2 expire	10-15 repetições Descanse por 60 segundos
6 **EXPLOSÃO CARDIOVASCULAR**	Corra ou caminhe rapidamente (alternativas: bicicleta, remada ou elíptico)	3 minutos a 70-90% do limite máximo Descanse por 60 segundos

LEGENDA

↑ ↓ = direção do movimento

3/2 = contagem (p. ex.: 3 segundos forçando, 2 segundos voltando)

inspire/expire = quando respirar

GORDURA PEITORAL (seios masculinos)

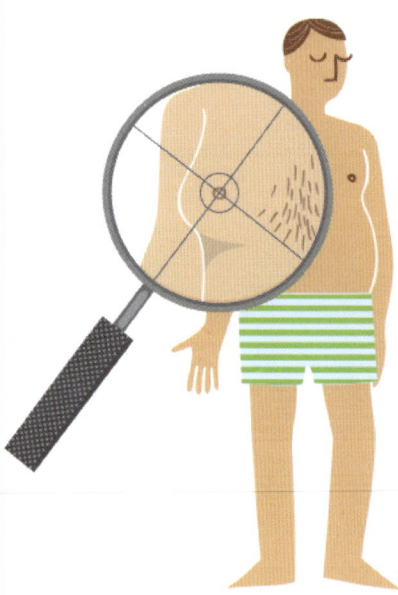

Se você tem gordura peitoral, é bem provável que tenha no organismo muito hormônio feminino estrogênio e não tenha testosterona suficiente. Outra razão pode ser a elevação da enzima aromatase, encontrada no intestino e responsável pela conversão da testosterona em estrogênio.

QUE HÁBITOS ALIMENTARES CONTRIBUEM?

 Se você evita legumes crucíferos em sua alimentação, está perdendo os fantásticos fitonutrientes – que transformam os perigosos hormônios estrogênios em formas mais benignas – que eles contêm. Esses legumes incluem brócolis, couve-flor, couve-de-bruxelas, nabo, couve-de-folhas, repolho verde e mostarda.

Gosta de cerveja? O lúpulo da cerveja promove a produção de estrogênios no homem. Troque sua cerveja por uma sem lúpulo ou, melhor ainda, pare de beber por um ano para desaparecer com a sua gordura peitoral completamente.

Você come demais e com frequência? Se está sempre comendo e bebendo alguma coisa, **PARE**. O controle das porções é essencial.

Os xenoestrogênios – compostos químicos sintéticos (p. 141) que imitam a ação do hormônio feminino estrogênio e podem provocar a feminização – acabam fazendo parte da comida e da água que consumimos. Compre um filtro de qualidade para eliminá-los da água de sua casa e veja se o fabricante está fazendo o trabalho dele bem feito.

QUE HÁBITOS DO ESTILO DE VIDA CONTRIBUEM?

Eu coloco a culpa na falta de emoção. Quando foi a última vez que você fez algo que o desafiasse fisicamente e o fizesse sentir vivo e cheio de energia? Homens precisam de desafios físicos; então, comece a planejar algo arriscado e ousado. Faça uma caminhada de 80 quilômetros, escale uma montanha, pedale no campo ou em uma geleira – aventuras produzem testosterona.

A testosterona é convertida em estrogênio nas partes gordurosas de seu corpo. Quanto mais gordo você estiver, mais estrogênio produzirá. Então, comece a se exercitar, faça exercícios de musculação, pare de beber e de comer comida sem qualidade, e coma menos.

QUE FATORES AMBIENTAIS CONTRIBUEM?

Um dos fatores para o excesso de estrogênio em alguns homens são os xenoestrogênios ambientais, ou moléculas mimetizadoras de estrogênios. Eles são produtos químicos que têm sobre o organismo um extraordinário efeito estrogênico (ou seja, agem de maneira similar ao estrogênio). Facilmente absorvidos por nossa pele, são encontrados em muitos produtos do dia a dia, como embalagens plásticas, latas de alimentos, detergentes, retardadores de chamas, alimentos, brinquedos, cosméticos e pesticidas. Não são lipossolúveis nem biodegradáveis, são perigosamente tóxicos e infiltram-se na comida que comemos, contaminando-a. Os xenoestrogênios são encontrados em uma grande variedade de substâncias, tanto naturais como sintéticas, entre as quais estão produtos farmacêuticos, dioxinas, PCBs, pesticidas e plastificantes como o BPA. Para saber como eliminá-los de sua vida, consulte as páginas 130 e 131. Veja a lista de produtos que contêm esses compostos químicos e comece a evitá-los. Você pode anotar todos os itens de uma casa que contêm essa substância e colar a lista em sua geladeira para não se esquecer.

O estresse também prejudica os níveis de testosterona, uma vez que o cortisol, em vez de testosterona, é produzido nesses períodos de sobrecarga emocional. Longas noites passadas em frente à TV não vão ajudá-lo a relaxar ou desestressar. Vá para a cama no horário e acorde quando o dia começar a clarear. O segredo de uma boa noite de sono é fazer sessões de exercícios eficazes ao longo da semana, jantar o mais cedo possível, manter o quarto escuro e desligar todos os equipamentos elétricos do quarto.

O que você tem de fazer?

1 Elimine os xenoestrogênios de sua vida.

2 Mude seus hábitos alimentares para melhor. Siga minhas recomendações ao longo das próximas seis semanas e coma muitos legumes crucíferos.

3 Usar e construir músculos aumenta a produção de testosterona; portanto, comece a fazer treinamento de resistência (usando cargas). Veja nas páginas 148 e 149 mais informações sobre exercícios.

4 Planeje uma aventura hoje. Sinta o medo e faça assim mesmo. Você vai se sentir forte, viril e combativo quando concluir seu desafio.

Sua **DIETA** de seis semanas para gordura peitoral

Esta é a única dieta para gordura localizada que não é baseada na dieta mediterrânea. A dieta que vou passar costuma ser denominada "dieta paleolítica", referindo-se à era Paleolítica, ou Idade da Pedra. Pouca coisa mudou na alimentação humana ao longo desses 2 milhões de anos. Eu não defendo o consumo de muita carne vermelha no longo prazo; portanto, saiba que esta dieta rica em proteínas foi planejada para estimular sua produção de testosterona exclusivamente ao longo das próximas seis semanas.

AS REGRAS SÃO SIMPLES

★ Só coma quando sentir fome, e não em horários determinados do dia.

★ Coma cortes magros de carne de animais alimentados com forragem, peixes frescos, frutas, verduras verde-escuras como rúcula e espinafre, e muitos legumes. A composição exata dessa dieta ficará por sua conta. Quando segui essa dieta, comi grandes quantidades de churrasco de frango, muitos legumes no vapor e algumas porções de frutas por dia. Você pode estar se perguntando de onde vai tirar os carboidratos necessários para treinar, já que vai comer apenas proteínas e verduras. Legumes contêm carboidratos; portanto, coma muitos legumes todos os dias. Experimente comer algumas castanhas e cenouras como um lanche antes e depois do treino e não consuma nenhuma das bebidas de carboidratos e de proteínas vendidas na sua academia.

★ Compre alimentos orgânicos para evitar a química empregada pelos produtores modernos.

★ Tenha certeza de estar consumindo gorduras saudáveis, ou AGEs, que devem ser consumidas como parte de uma alimentação balanceada, uma vez que o ser humano não é capaz de produzi--las. Há duas famílias de AGEs: ômega-3 e ômega-6. A maioria de nós consome quantidade suficiente do AGE ômega-6 em razão de uma dieta moderna rica em grãos e sementes, e em animais alimentados com grãos; portanto, quero me concentrar nos AGEs ômega-3. Fontes de ômega-3 são linhaça, verduras verde-escuras e peixes de águas frias, como atum voador, sardinhas, linguado e salmão do Atlântico, salmão-rei, arenque, cavala do Atlântico e truta de água doce. No entanto, alguns peixes de águas frias têm altos teores de poluentes químicos, então, tome um bom suplemento de óleo de peixe em vez de se empanturrar desse tipo de animal. Além disso, use óleos de plantas, como óleo de abacate, óleo de coco e azeite de oliva extravirgem prensado a frio, e restrinja o consumo de manteiga, creme de leite e carnes gordurosas.

★ Acrescente muitas especiarias e ervas em seus pratos, uma vez que essa dieta pode parecer um pouco insípida. As ervas e especiarias também contêm poderosos fitoquímicos que vão energizá--lo e proteger seu organismo.

★ Pratique o controle de porções. Coma um terço a menos do que você costuma comer.

★ Não coma grãos, laticínios, feijões, batata-inglesa, batata-doce, açúcar, sal e nenhum alimento processado ou de má qualidade (veja quadro à direita, p. 143). Inclua os xenoestrogênios nessa lista.

ALIMENTOS E HORMÔNIOS QUE QUEIMAM GORDURA

O HGH ajuda a queimar gordura e é produzido na glândula pituitária. A produção diminui depois dos 30 anos, que é quando sua gordura localizada pode começar a surgir. Pesquisas mostram que a liberação de HGH é desencadeada por vários aminoácidos (proteínas), inclusive arginina, glicina e triptofano. Nas próximas seis semanas, como alimentos ricos nesses três aminoácidos:

ALIMENTOS RICOS EM AMINOÁCIDOS

Amêndoas	Laranjas
Mirtilos	Nozes-pecã
Castanha-do-pará	Pinoles
Coco	Sementes de abóbora
Uvas	Sementes de gergelim
Avelãs	Nozes
Cogumelos	Abóbora

Todas as castanhas e sementes devem ser cruas e germinadas. Basta deixar de molho em água morna por 24 horas, lavando algumas vezes. Depois seque-as e as coma. Esse tempo é suficiente para ativar as sementes e criar um alimento "vivo".

O curioso é que tanto o HGH como a testosterona são produzidos durante o sono profundo, ou estágio REM. Portanto, boas noites de sono e descanso adequado também são essenciais.

INIBINDO A PRODUÇÃO DA AROMATASE

Sua dieta e seu estilo de vida são fatores fundamentais na determinação da quantidade da enzima aromatase (que converte a testosterona em estrogênio) produzida em seu organismo. Se você come frutas, verduras e legumes suficientes, terá uma boa quantidade dos flavonoides (um fitoquímico) que eles contêm, com propriedades inibidoras da aromatase. Maçã, repolho, cebola e alho são boas fontes de quercetina, um poderoso flavonoide, ao passo que o flavonoide apigenina é encontrado na salsa, no salsão e na camomila (beba como chá). Flavonoides de flores são encontrados em quantidades significativas em própolis e pólen de abelha.

Níveis elevados de insulina, fator importante no ganho de peso e na acumulação de massa gorda, também podem promover a produção da aromatase. Manter os níveis de insulina sob controle ao evitar carboidratos processados e comida de baixa qualidade resulta em níveis menores de aromatase. Manter níveis adequados de zinco ao comer carne vermelha, sementes de abóbora e mesmo ostras também vai ajudá-lo a inibir a produção de aromatase.

COMA

- ★ Carne vermelha, frango e peixe.
- ★ Ovos.
- ★ Frutas.
- ★ Legumes, principalmente com raiz, em particular cenoura, nabo, pastinaca, couve-nabo (evite batata e batata-doce).
- ★ Castanhas como avelã, castanha-do-pará, macadâmia e amêndoa (não coma amendoim, uma vez que ele é classificado como leguminosa).
- ★ Frutas vermelhas como morango, mirtilo e framboesa.

NÃO COMA

- ★ Grãos, incluindo pão, massas, macarrão e cereais.
- ★ Feijões, incluindo feijão-da-espanha, feijão-vermelho, lentilha, amendoim, ervilha-torta e ervilha.
- ★ Batata-inglesa e batata-doce.
- ★ Laticínios.
- ★ Açúcar.
- ★ Sal.
- ★ Cafeína.

PLANO DE CARDÁPIO

Essa dieta é baseada, fundamentalmente, em carne, e pode parecer meio rústica às vezes. Ela é muito diferente das dietas de perda de peso convencionais. Sinta-se à vontade para procurar receitas inspiradas na dieta paleolítica, mas não coma nada que eu orientei você a não comer (veja quadro, p. 143) e sempre opte por carne orgânica ou de animais alimentados com forragem.

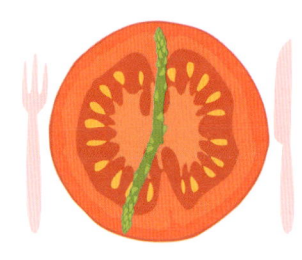

CAFÉ DA MANHÃ

Escolha uma das opções:

1 Tomate caqui cozido com brócolis no vapor

2 Ovos, bacon magro e tomates fritos. Use azeite de oliva para preparar os ovos e os tomates. Não os frite em fogo alto

3 Peito de frango grelhado, espinafre no vapor, cenoura crua cortada em cubos e temperada com azeite de oliva extravirgem prensado a frio

4 Salada de cenoura com maçã grelhada e sobras de carne

5 Frutas, incluindo um mix de frutas vermelhas, e suco de toranja

6 Ovos mexidos com peito de frango desfiado e uma banana

7 Omelete com tomate, pimentas e fatias de peru

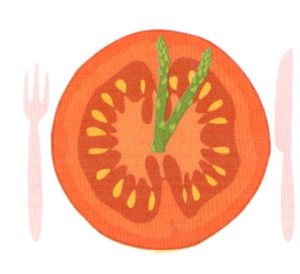

ALMOÇO

Escolha uma das opções:

1 Omelete com tomates frescos e uma pequena porção de salada verde

2 Um pedaço de carne (qualquer carne magra e orgânica) e uma salada grande

3 Cavala ou sardinha, ovos e um mix de legumes levemente cozidos no vapor, ou crus, e salada

4 Filé de salmão grelhado e legumes levemente cozidos no vapor

5 Salada de frango ou de atum

6 Bife de veado com tomilho fresco e couve-manteiga

7 Sardinhas levemente cozidas no vapor e uma porção de fruta

JANTAR

Escolha uma das opções:

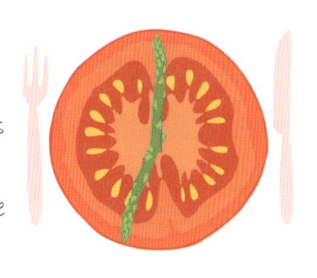

1 Frango recheado com ervas sob a pele com uma salada de tomate e brócolis levemente cozidos no vapor (guarde as sobras do frango para lanchinhos)

2 Carne de porco assada, couve-flor levemente cozida no vapor e salada de brócolis e tomate com pinoles

3 Carne magra, legumes assados e brócolis levemente cozidos no vapor

4 Peixe cozido no vapor, aspargos e alho-poró

5 Carne magra e uma salada grande com castanhas, azeite de oliva extravirgem prensado a frio e tomates

6 Sopa de legumes com caldo de frango e creme de coco

7 Carne de veado com brócolis, repolho e cenoura levemente cozidos no vapor

LANCHINHOS

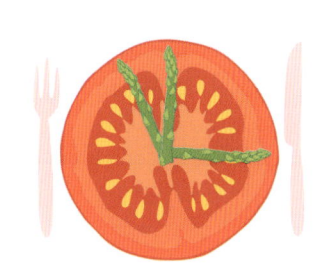

1 Castanhas

2 Cenoura

3 Frutas

4 Salsão enrolado em presunto de parma

5 Salsichas feitas com 100% de carne

6 Toranja

7 Azeitonas

BEBIDAS

Beba apenas água, embora você possa tomar água de coco, se quiser.

Se você tiver de tomar álcool, faça um drink de vodca, limão-taiti e soda, e fique longe de cerveja e vinho.

DICAS DO MAX

★ Lembre-se de que o controle das porções é seu novo mantra. Simplesmente coma um terço a menos do que você costuma comer. Se isso ajudá-lo a ser honesto no controle das porções, experimente fazer suas refeições em pratos menores.

★ Faça lanches à base de proteínas, se sentir fome – por exemplo, compre alguns peitos de frango magros, sem pele e pré-cozidos, assim, quando você abrir a geladeira procurando algo para acalmar suas crises de fome, vai encontrar esse lanche perfeito. Coma com algum legume cru, assim você vai conseguir manter seu consumo de legumes.

SUPLEMENTOS para gordura peitoral

Mudanças na alimentação e regimes de exercícios pesados apresentam resultados razoáveis em um programa de gordura peitoral, mas nada perto dos resultados que tenho visto quando recomendo suplementos que promovem a produção da testosterona. Assim, uma combinação de alimentação, mudanças no estilo de vida e suplementos eficazes é uma estratégia vencedora.

SUPLEMENTOS DIÁRIOS MULTIVITAMÍNICOS E MINERAIS

Um bom suplemento vitamínico e mineral cobre todas as bases nutricionais e garante que você não fique suscetível a doenças ou disfunções relacionadas a deficiências nutricionais. Sugiro o consumo de 1 comprimido diário de um multivitamínico que contenha 100% da IDR.

ÓLEO PURO DE PEIXE

Tome 6.000 mg de óleo puro de peixe ou, se for vegetariano, tome 3.000 mg de óleo de linhaça orgânico prensado a frio (consumido em forma de comprimido ou como óleo para temperar a comida).

DIM

O DIM, um composto natural, é derivado da indol-3-carbinol, que é encontrado em legumes crucíferos como brócolis e couve-flor e é liberado quando o corpo digere esses vegetais. O DIM promove um metabolismo do estrogênio mais eficiente, fazendo os níveis de testosterona livre se elevarem no sangue. A dosagem de DIM que recomendo para a perda de gordura peitoral é 200 mg, duas vezes por dia, com as refeições. Fale com seu naturopata ou vá a uma loja de alimentos saudáveis para saber mais sobre onde comprar um suplemento DIM de boa qualidade.

ZINCO

A maioria dos homens que atendo em minha clínica tem deficiência desse mineral vital. O zinco é necessário para a atividade metabólica de mais de 300 enzimas do organismo, algumas das quais estão envolvidas no metabolismo de proteínas, carboidratos, gordura e álcool. Níveis baixos de zinco inibem seu metabolismo geral (a taxa na qual você queima alimento para produzir energia) e promovem a deposição de gordura no corpo. Estudos sugerem que o zinco é importante para a produção de testosterona. Ele também inibe a enzima aromatase, que converte a testosterona em estrogênio excessivo. Seu suplemento multivitamínico e mineral deve conter até 15 mg de zinco; verifique o rótulo para saber quanto suplemento de puro zinco terá de comprar. Recomendo tomar uma dose adicional de zinco para chegar a uma dose total de cerca de 30 mg por dia.

TRIBULUS TERRESTRIS

Essa é uma erva que todos os homens realmente grandes de minha academia estão tomando. Você vai conseguir perceber uma mudança de postura em questão de semanas – de ligeiramente arredondado e com peitos avantajados a um vistoso lutador de MMA! Na minha clínica, o *Tribulus terrestris* é uma das ervas que receito com mais frequência para homens com problemas de libido, uma vez que ela estimula os níveis de testosterona. Compre *Tribulus* que tenha 40% de saponinas e 60% de protodioscina. Tome uma cápsula de 300 mg duas vezes por dia.

CÁLCIO D-GLUCARATO

Essa substância natural é encontrada em muitas frutas e legumes, principalmente em maçãs, couve-de-bruxelas e brócolis. A atividade desse suplemento refere-se à inibição da beta-glucuronidase no intestino, o que pode permitir ao organismo excretar estrogênio antes de ser reabsorvido. Eu recomendo começar com uma dose de 1.500 mg e aumentar para 2.000 mg depois de duas semanas.

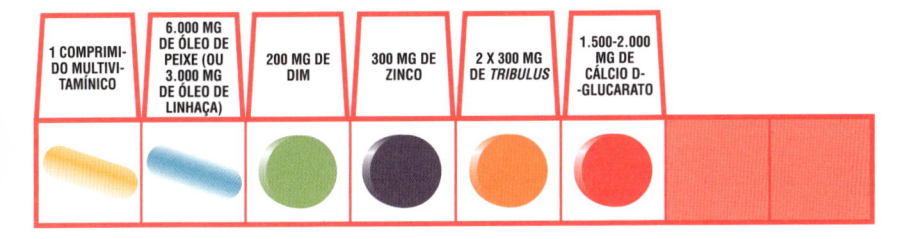

147

EXERCÍCIOS para gordura peitoral

O objetivo deste programa de exercícios é estimular seus níveis de testosterona ao desenvolver músculos e reduzir a gordura localizada; essas sessões foram projetadas para fazer você se sentir forte e vivo. Releia as orientações gerais e a descrição dos exercícios (pp. 76-81) sempre que precisar se lembrar de como se manter na linha.

Vamos fazer os seguintes exercícios de resistência: **PULL-DOWNS**, **AGACHAMENTOS**, **ELEVAÇÕES** e **STIFFS** (pp. 78-79). Esses movimentos vão literalmente trabalhar todos os músculos do seu corpo e aumentar sua massa muscular, o que vai ajudá-lo a alcançar seu ritmo metabólico ideal.

OBJETIVO

A ênfase é erguer cargas pesadas. Faça 90 segundos de pausa para recuperação entre cada bateria para chegar perto do **MÁXIMO** esforço em cada movimento e levantar pesos com cargas altas. Leia a descrição dos exercícios com atenção antes de começar.

Execute de 6 a 12 repetições de cada movimento, chegando bem perto da exaustão em cada vez. A primeira sequência é um aquecimento, então faça 12 repetições da sequência 2 em diante, e chegue a cerca de 80-100% de seu limite. Você realmente precisa forçar seu desempenho nas sequências 3 e 4, então, aumente a carga e faça de 6 a 10 repetições. Descanse por 90 segundos entre cada exercício.

Mantenha a postura correta em cada exercício, coordenando movimento e respiração em sequências de 3-1 segundos. Conforme for se acostumando com os movimentos, sua força vai aumentar, então aumente a carga. Porém, nunca exceda mais de 20% de uma sessão para outra.

Para descansar adequadamente, execute esta seção **TRÊS DIAS** por semana em **DIAS ALTERNADOS.**

CARDIOVASCULARES

Finalize cada sequência com uma pequena, mas intensa, explosão cardiovascular seguida de uma boa pausa de recuperação (dois minutos de exercícios, dois minutos de descanso). Se você não estiver nada condicionado, uma caminhada rápida ou a subida de um lance de escadas pode ser suficiente para fazer você chegar próximo de seu nível máximo de esforço. Se estiver em uma academia, use o simulador de remo ou o elíptico. Sempre tente chegar perto do seu limite máximo. Perceba que é bastante impossível se manter a todo gás por dois minutos, então, diminua o ritmo, mas sem deixar de se forçar.

OUTRAS ATIVIDADES

Organize aventuras físicas: vá correr no parque, em um bosque, em um lago ou no mar. Boas noites de sono e recuperação ativa como ioga ou caminhada também são muito importantes.

PROGRAMA DE EXERCÍCIOS PARA GORDURA PEITORAL

Repita os exercícios 2 a 6 na mesma sequência quatro vezes		DURAÇÃO/ REPETIÇÕES
1 AQUECIMENTO CÁRDIO MODERADO (ELEVE SEU RITMO CARDÍACO)	Corra ou caminhe rapidamente (alternativas: bicicleta, remada ou elíptico)	3 minutos
2 MEMBROS SUPERIORES EXERCÍCIO 1	Pull-down ↓1 expire ↑3 inspire	6–12 repetições Descanse por 90 segundos
3 MEMBROS INFERIORES EXERCÍCIO 1	Agachamento ↓3 inspire ↑1 expire	6–12 repetições Descanse por 90 segundos
4 MEMBROS SUPERIORES EXERCÍCIO 2	Elevação ↓3 inspire ↑1 expire	6–12 repetições Descanse por 90 segundos
5 MEMBROS INFERIORES EXERCÍCIO 2	Stiff ↓3 inspire ↑1 expire	6–12 repetições Descanse por 90 segundos
6 EXPLOSÃO CARDIOVASCULAR	Corrida (ou caminhada rápida), bicicleta, remada ou elíptico	2 minutos a 80-90% do limite máximo Descanse por 2 minutos

LEGENDA

↑ ↓ = direção do movimento

3/1 = contagem (p. ex.: 1 segundo forçando, 3 segundos voltando)

inspire/expire = quando respirar

CAPÍTULO 6

Seguindo adiante

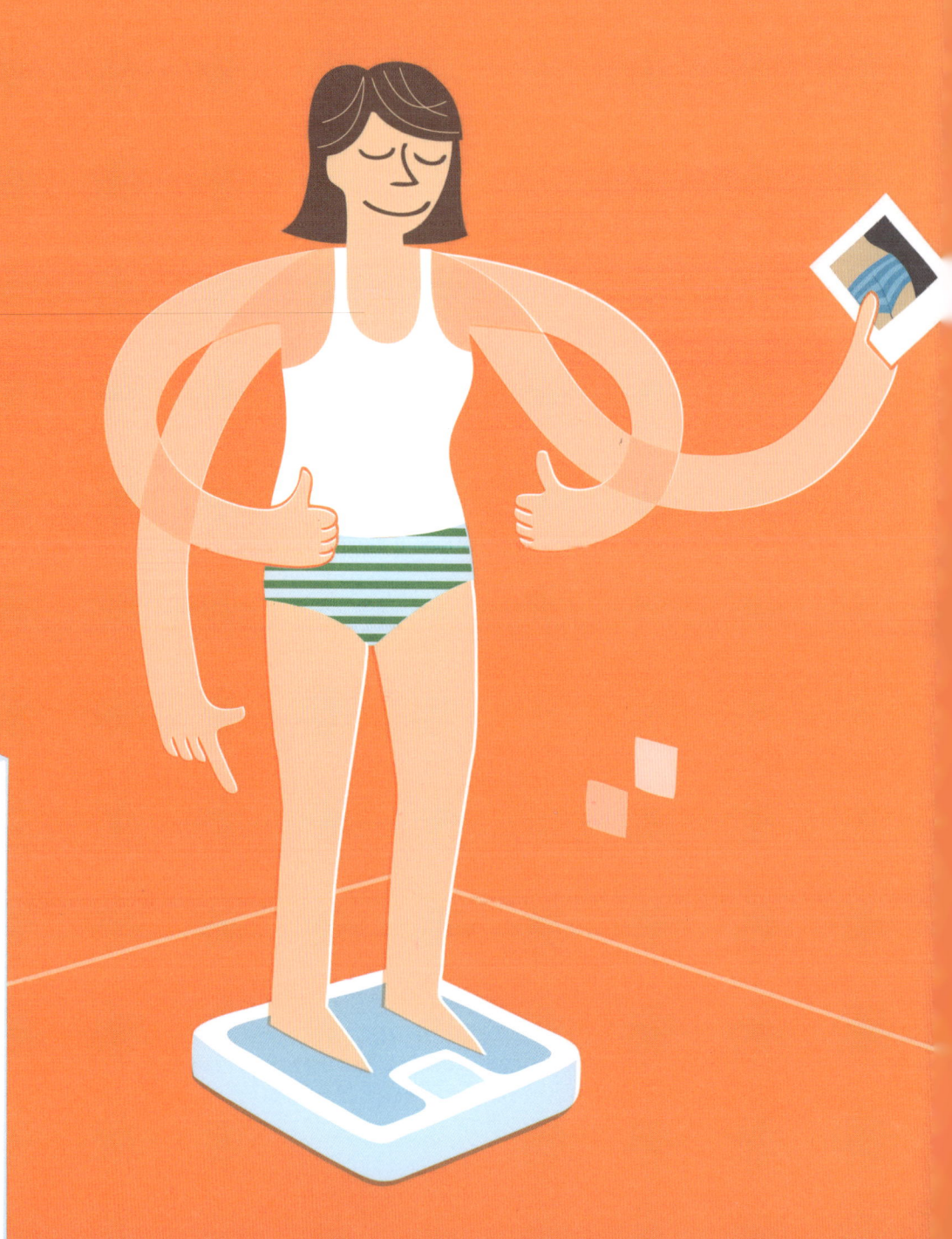

Se você conseguiu completar as seis semanas do programa de gordura localizada, muito bem! O que você alcançou ao longo desse período é o começo de um processo de restauração da saúde, e não apenas o fim de seu programa de gordura localizada.

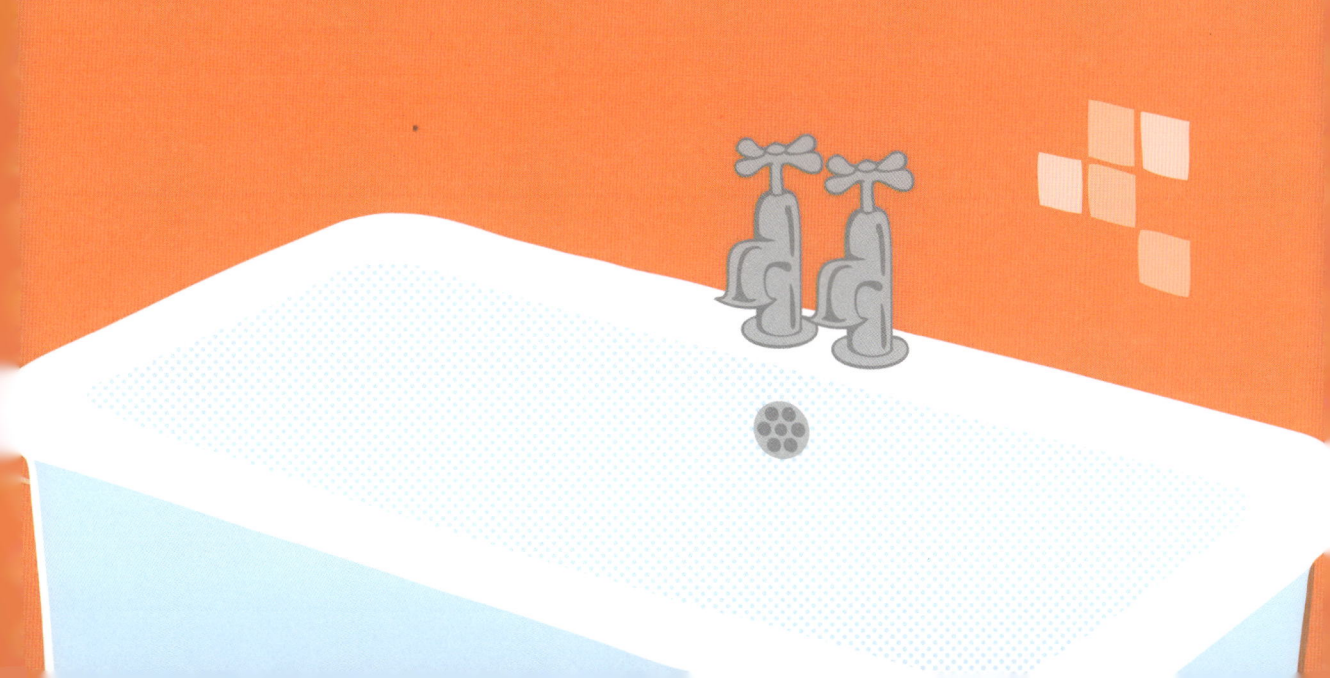

Seguindo **ADIANTE**

Espero que você tenha aprendido muita coisa sobre seu corpo e sobre si mesmo nas últimas seis semanas, então, não estrague tudo agora interrompendo sua nova rotina. Sugiro que avalie agora a extensão de seu progresso, já que está no fim de seu programa de gordura localizada.

Você precisa saber como se saiu, então, faça novamente toda a rotina do teste de pinçada (pp. 47--50) e compare as medidas de antes e depois. Tire outra foto, também, assim você pode verificar sua imagem pré e pós-dieta.

AGORA VOCÊ TEM TRÊS OPÇÕES:

1 Aproveite seu corpo bem definido e continue com a saudável dieta mediterrânea, e mantenha uma rotina de exercícios físicos (com base no seu programa de gordura localizada, se quiser)

2 Refaça seu programa de gordura localizada

3 Parta para sua próxima gordura localizada

POR QUE REFAZER A MESMA GORDURA LOCALIZADA?

Se você não tiver atingido seu objetivo realista, talvez queira repetir o detox e o programa de seis semanas até ficar feliz com os resultados (você pode refazer os programas quantas vezes quiser). Se você tinha uma barriga muito grande ou coxas muito grossas, por exemplo, um programa de seis semanas talvez não tenha dado conta de deixar você tão magro e flexível quanto queria, e talvez seu corpo precise de mais tempo para perder a gordura extra.

DECIDINDO SUA PRÓXIMA GORDURA LOCALIZADA

Você começou com a gordura localizada que teve mais pontos, mas seu foco agora deve ser a gordura localizada que representa maior risco para sua saúde no longo prazo. Algumas gorduras localizadas são mais perigosas que outras e indicam uma disfunção mais profunda e potencialmente mais prejudicial. Veja a seguir a lista com as seis gorduras localizadas começando pela mais perigosa de todas:

1 Barriga – cortisol

2 Pneuzinhos – insulina

3 Gordura do sutiã – tireoide

4 Gordura peitoral – testosterona

5 Gordura do tchau – testosterona

6 Coxas e bumbum – estrogênio

Se você ainda não repetiu o teste de pinçada, faça-o agora, antes de decidir começar um novo programa de gordura localizada, uma vez que é preciso ter uma observação cuidadosa.

Como **MANTER O PESO**

Se você está feliz com o peso que perdeu e sente que seu corpo voltou a ser proporcional, veja como não recuperar o peso perdido. Você não está mais de dieta, mas há vários pontos importantes a lembrar.

1 ESTABELEÇA UM OBJETIVO RELATIVO A PESO E SAÚDE DE SEIS MESES Não se deixe levar de volta a velhos hábitos. Tenha como objetivo manter o peso e, se sua gordura localizada crescer, refaça o programa de seis semanas. Não ceda à tentação de apenas tomar os suplementos.

2 SIGA AS REGRAS SIMPLES DE MINHA DIETA MEDITERRÂNEA

3 PRATIQUE O CONTROLE DE PORÇÕES Nós simplesmente comemos demais. Sempre coma um terço a menos do que você costuma comer. Isso traz muitos benefícios para sua qualidade de vida, e cientistas australianos provaram que reduz suas chances de ter câncer. Se você for uma pessoa que come compulsivamente, procure ajuda. Trabalhe o motivo que faz você comer demais.

4 MASTIGUE A digestão começa na boca; então, mastigue direito! Mastigar também faz você se sentir saciado mais depressa e o impede de comer demais.

5 NÃO BEBA DURANTE AS REFEIÇÕES Se você tiver de beber água com a refeição, sua comida deve estar muito seca. Beber água durante as refeições é a pior coisa que você pode fazer, uma vez que a água dilui os sucos digestivos concentrados no estômago que quebram e digerem seu alimento. Um pouco de vinho está liberado, mas apenas uma taça pequena.

6 NÃO COMA ASSISTINDO À TV Saiba o que e quanto você está comendo.

7 PARE DE COMER QUANDO VOCÊ SE SENTIR QUASE SACIADO Ouça seu corpo.

8 FAÇA SUAS REFEIÇÕES SEMPRE COM PRATO E TALHERES

A SEGUIR, MAIS ALGUMAS DICAS QUE FUI COLHENDO AO LONGO DOS ANOS

★ Não use pratos grandes para comer massa, porque isso acaba resultando em porções maiores.
★ Sempre meça seu arroz e sua massa antes do cozimento, assim, você terá um tamanho de porção correto.
★ Não esconda as evidências de seus lanchinhos – fique envergonhado.
★ Metade da comida de seu prato no almoço e no jantar deve ser constituída de legumes e verduras.
★ Não encha seu prato; repita se ainda sentir fome.
★ Guarde frutas e legumes na prateleira do meio da geladeira, assim eles estarão sempre à mão.
★ Guarde lanches doces e gordurosos no fundo e na parte mais alta da geladeira.
★ Quando for comer fora, peça só dois pratos e lembre-se de que o álcool é quase um prato em si.

★ Vá andando para
o trabalho.

★ Vá fazer compras a pé.

★ Pare de andar de carro.

★ Tenha férias ativas, em vez
de ficar sentado na praia.

★ Faça exercícios todos
os dias de sua vida.

★ Cuide você mesmo de seu
jardim, se tiver a sorte de
ter um.

COMA MENOS E SE MOVIMENTE MAIS!

Sempre pensei que as bases para a perda de peso parecem muito simples. Coma menos e se movimente mais. Ah, se fosse tão fácil. Houve um episódio engraçado com uma paciente outro dia. Ela estava um pouco acima do peso e quando lhe perguntei sobre exercícios físicos ela olhou nos meus olhos e disse que fazia muitos exercícios – na verdade, ela ia à academia três vezes por semana por uma hora. Ela parecia bastante satisfeita com sua rotina de exercícios até eu lhe dizer que ela passava menos de 2% de sua semana fazendo exercícios. A questão é que as academias são importantes, mas o movimento é vital. Se você fica sentado 98% de sua semana, você vai ter problemas com o peso; por isso, eu quero que você **SE MOVIMENTE!**

1 BARRA DE CHOCOLATE

50 g
225 calorias

TABELA NUTRICIONAL
Açúcar
Gordura saturada
Sódio

1 MAÇÃ FRESCA

100 g
53 calorias

TABELA NUTRICIONAL
Vitaminas vitamina A, carotenoide, retinol A, betacaroteno A, tiamina, riboflavina, niacina, vitamina B6, vitamina B12, biotina, vitamina C, vitamina D, vitamina E, folato, vitamina K, ácido pantotênico
Minerais boro, cálcio, cloro, cromo, cobre, flúor, iodo, ferro, magnésio, manganês, molibdênio, fósforo, potássio, selênio, sódio, zinco
Gorduras monoinsaturadas miristoil, pentadecenoico, palmitol, heptadecenoico, oleico, eicoseno, erúcico, nervônico
Gorduras poli-insaturadas linoleico, estearidon, eicosatrienoico, araquidônico, EPA, DPA, DHA
Outras gorduras ácidos graxos ômega-3 e ômega-6
Aminoácidos alanina, arginina, aspartato, cisteína, glutamato, glicina, histidina, isoleucina, leucina, lisina, metionina, fenilalanina, prolina, serina, teonina, triptofano, tirosina, valina, ácido málico

Entendeu?

6

Seguindo adiante

COMER PARA VIVER, E NÃO O CONTRÁRIO

Se você for disciplinado com relação à comida e tiver seu apetite sob controle, pule esta seção. Porém, se gosta de alimentos reconfortantes, você por acaso come não por estar com fome, mas por outras razões? Talvez por estar entediado, angustiado ou deprimido? Talvez você coma para se tranquilizar. Se for uma pessoa que gosta de alimentos reconfortantes, faça a si mesmo as perguntas a seguir e as responda honestamente:

1 Que emoções estou tentando sufocar comendo?

2 Qual é a fome interior que estou tentando satisfazer?

3 Eu estou comendo por tédio ou frustração?

4 Comer desvia minha atenção de alguma outra coisa?

5 Eu estou comendo escondido?

6 Por que não consigo parar depois de dois biscoitos de chocolate?

7 Eu sou incapaz de recusar comida?

8 Quando eu como, eu saboreio a comida? Eu chego a perceber que comi?

9 Eu costumo comer tudo o que sobra – por exemplo, do prato de meus filhos – para evitar o desperdício?

Um petisco de vez em quando é bom para você, mas recorrer à comida reconfortante sistematicamente vai causar ganho de peso, e durante uma dieta vai desfazer todo o seu trabalho.

CONSISTÊNCIA E ATITUDE CONTAM PARA SEGUIR ADIANTE

Um bom relacionamento é construído sobre confiança e resiste ao tempo porque as duas pessoas envolvidas tomam conta uma da outra e são consistentes. Da mesma forma, o seu corpo precisa que você tenha um relacionamento melhor com ele. Como ele pode confiar em você se em um minuto você está de dieta e no outro está assaltando uma loja de doces? Como ele pode confiar em você se você quebra todas as promessas de exercícios? Faça as pazes com seu corpo e tenha uma atitude positiva e consistente com ele daqui em diante.

ATITUDES GERAIS PARA EVITAR TOXINAS EM SUA COMIDA, EM SUA BEBIDA E EM SEU AMBIENTE

Como expliquei antes, o ambiente em que vivemos se tornou muito poluído. Tome algumas medidas hoje para reduzir a quantidade de produtos químicos tóxicos que entram em seu organismo ao longo do tempo. Apoie a agricultura orgânica e compre a maior quantidade de alimentos orgânicos que puder. Apoie políticos que lutem pelo meio ambiente. Não use produtos químicos em seu jardim ou gramado. Use produtos de limpeza não tóxicos em sua casa e tente lidar com insetos e pragas sem contaminá-la. Use cosméticos que tenham poucos ou nenhum produto químico e tome o mínimo de medicamentos possível. Fique na parte de baixo da cadeia alimentar (em outras palavras, tenha uma alimentação baseada em vegetais) e evite gorduras animais, que contêm os mais elevados níveis de poluentes químicos nocivos.

As dicas a seguir vão ajudá-lo a eliminar o desperdício e reduzir o consumo de produtos tóxicos.

★ Beba muita água e chás de ervas.

★ Coma uma variedade de frutas, verduras e legumes orgânicos.

★ Tome seus suplementos diários multivitamínicos e minerais e seu suplemento de óleo de peixe.

★ Coma muitas fibras.

★ Faça exercícios pelo menos três vezes por semana, além de estar sempre em movimento. Use o seu programa de gordura localizada como padrão.

★ Dê de presente para si mesmo uma sauna, um banho de vapor ou uma massagem sempre que você precisar – uma parte importante do detox é relaxar e ficar relativamente desestressado.

CONTROLE DO ESTRESSE – A FERRAMENTA DE SAÚDE QUE VOCÊ "TEM DE TER"

O estresse pode ser um assassino. Se você vive em permanente estado de estresse, pode acabar ficando doente ou até morrendo. Acredito que parte do motivo pelo qual não parecemos levar a sério os efeitos potenciais do estresse é porque não temos uma verdadeira consciência de quão perigoso ele é para o corpo humano. Eu não estou falando sobre pequenas situações de estresse que o incomodam, ou sobre coisas que o irritam e o perturbam. Estou falando do tipo de estresse que, se não controlado, vai prejudicar seu corpo e sua mente. Se, por exemplo, você estiver extremamente estressado com o trabalho, com uma carga muito grande de trabalho e sem tempo para a família e os amigos, então, por favor, seja corajoso e lide com a situação.

Sua tarefa é desestressar sua vida. Diminua a importância das coisas, diminua o ritmo e siga estas dicas:

1 Encontre alguém com quem conversar sobre seus níveis de estresse. Não perturbe um amigo, uma vez que você só vai acrescentar um problema para ele. Encontre alguém que possa ouvi-lo atentamente, mesmo que você tenha que pagar por isso. Fale sobre seus problemas, seus medos e seu estresse.

2 Faça todos os dias algo que elimine seu estresse, mesmo que por pouco tempo. Anotei algumas ideias a seguir, mas você tem que encontrar uma atividade – ou várias – que o ajude mais:

- ✔ Ande.
- ✔ Adote um animal.
- ✔ Cozinhe.
- ✔ Pratique ioga.
- ✔ Medite.
- ✔ Plante árvores.
- ✔ Leia livros inspiradores.
- ✔ Toque algum instrumento e cante.
- ✔ Nade.
- ✔ Pedale.
- ✔ Tome um banho longo e quente.
- ✔ Plante uma horta.

PLANEJANDO O FUTURO

Espero sinceramente que você tenha atingido seu objetivo e aprendido muita coisa sobre si mesmo e sobre sua saúde. A seguir, minhas quatro últimas dicas para seu novo futuro.

✔ Estabeleça um objetivo de longo prazo para sua saúde, seu peso e seu bem-estar.

✔ Agende seus próximos detox de sete dias. Sugiro que você faça um detox a cada seis meses.

✔ Nunca se entregue e não engorde ou se mantenha gordo.

✔ Ame seu corpo como ele é – é o único que você vai ter.

FONTES E ENDEREÇOS ÚTEIS

PESQUISAS

Páginas 26-27: *Journal of Diabetes Science and Technology*, 4 (3), mai. 2010: pp. 685-693.

Páginas 30-31: *Journal of Pharmacy and Pharmacology*, 50 (9), set. 1998: pp. 1065-1068.

Páginas 34-35: *Journal of Women's Health Gender-based Medicine*, 9 (3), abri. 2000: pp. 315-320.

SUPLEMENTOS *ON-LINE*

Nutricentre www.nutricentre.com

Bioforce www.avogel.co.uk

Biocare www.biocare.co.uk

Nature's Own www.natures-own.com.uk

Baldwins www.baldwins.co.uk

Nature's Plus www.natureplus.com

Solgar www.solgar.co.uk

FÓRMULAS GERAIS DE SUPORTE ADRENAL

Qualquer pessoa com gordura na barriga deve consumir, também, fórmulas de suporte adrenal por doze semanas. A seguir há quatro exemplos de produtos de boa qualidade que costumo recomendar como tônicos adrenais gerais e onde comprá-los pela internet (sites estrangeiros). Observação: algumas fórmulas contêm matéria-prima bovina; portanto, não são indicadas para vegetarianos ou veganos.

Adrenal POWER Powder (www.adrenalfatigue.org)

AD 206 (Biocare www.biocare.co.uk)

AdrenoMax (Nutri www.nutri-online1.co.uk)

Adrenogen (Metagenics www.metagenics.com ou Nutri www.nutri-online1.co.uk)

OUTROS SITES

George Mateljan Foundation http://whfoods.org

Dr. Udo Erasmus (óleo) www.udoerasmus.com

www.max-tomlinson.com

EXAMES DA MEDICINA FUNCIONAL

Ver o editorial mensal de Benjamin Brown "Functional Medicine Masterclass", na *CAM Magazine*, uma publicação médica complementar para profissionais de saúde do Reino Unido. Ver também www.timeforwellness.org.

Para mais informações sobre o laboratório Genova e exames da medicina funcional, acesse: http://www.gdx.uk.net.

AGRADECIMENTOS

Agradeço a Paul Ranson por criar e testar os exercícios que apresentamos; ao médico naturopata Benjamin Brown, que presta consultoria para a indústria de alimentos naturais e que ajudou imensamente a definir os suplementos para cada tipo de gordura localizada; e ao doutor Nigel Abrahams, PhD, membro do Instituto de Ciência Biomédica e diretor científico do Genova Diagnostics Europe, laboratório reconhecido pelo Clinical Pathology Accreditation (CPA), que teve a imensa gentileza de lançar um olhar crítico às teorias por trás do meu livro.

Agradeço também a Susannah, minha editora. Sua paciência e seu brilhantismo me deixam sem palavras. Simplesmente, obrigado. Agradeço, também, a Katherine, pelo projeto gráfico, e a Jane e a Borra: obrigado por acreditarem em mim e me apoiarem nesse processo de criação.

Paul Ranson tem ampla experiência no setor de condicionamento físico e estudou no American College of Sports Medicine. Ele também trabalhou com Gary Ward, fundador do Anatomia em Movimento (Anatomy in Motion) e participou de cursos do norte-americano Frank Forencich, o guru do movimento corporal.

ÍNDICE

resistência à insulina 14, 27, 82, 83
intolerâncias alimentares 128, 130
iodo 106, 111, 114
isoflavonas 137

L

laticínios 74, 98, 99
legumes 63, 72, 99

M

magnésio 91, 94, 103
mamas masculinas *ver* gordura peitoral
metabolismo 16, 30, 76, 83

N

nádegas 46, 50, 53, 128-39
   alimentação 130-5
   atividades físicas 138-9
   estrogênio 18, 34-5
   suplementos 136-7

O

óleo de linhaça 73, 90, 114
óleos 74, 75, 88, 99, 110, 121
ovos 74, 132

P

pâncreas 26-7, 82
peixes 72-3, 109, 133, 142
pílula anticoncepcional 128
pneuzinhos 44, 48, 51, 82-93
   alimentação 82-3, 84-7
   exercícios físicos 83, 92-3
   insulina 14, 26-7
   suplementos 90-1
poluição 109, 129
   eletromagnética (EM) 94-5
privação de sono 9, 95, 119, 143
probióticos 132
problemas digestivos 82
problemas cardícos 94
progesterona 25, 34-5, 137
proteína 63, 88, 99, 121
pulsos 98

Q

químicos, exposição a produtos 109 131, 133

R

radicais livres 83, 87
raiz
   de alcaçuz 115
   de urtiga 124
receptores alfa-2 20-1, 35, 82, 94
Rehmannia glutinosa 103
Rhodiola rosea 103

S

schisandra 103
selênio 106, 111, 114
sementes 63, 74, 99
sistema
   endócrino 24, 25, 35
   nervoso 60, 61
sopa de espinafre 66
suco detox 64
suplementos 11, 75
   de óleo de peixe 75
   ver também gorduras localizadas
   específicas

T

tamanho das porções 73, 75, 86, 140, 145, 153
terapia de reposição hormonal (TRH) 33, 35, 128
teste de Barnes 108
testes de pinçada 47-50, 152
testosterona 147
   gordura do tchau 17, 32-3, 118-19
   gordura peitoral 19, 36-7, 140, 141
tirosina 111, 114
tirotropina (TSH) 30, 31, 106, 107, 108
tiroxina (T4) 16, 30-1, 106, 107, 111, 114, 115
toxinas, como evitar 155
tri-iodotironina (T3) 16, 30-1, 106, 107, 111, 114, 115
Tribulus terrestris 124, 147

V

vitamina D3 115
Vitex agnus-castus 137

X

xenoestrogênios 35, 129, 130-1, 133, 136, 140, 141
xilitol 98, 121

Z

zinco 91, 106, 115, 143, 146-7

ADMINISTRAÇÃO REGIONAL DO SENAC NO ESTADO DE SÃO PAULO
Presidente do Conselho Regional: Abram Szajman
Diretor do Departamento Regional: Luiz Francisco de A. Salgado
Superintendente Universitário e de Desenvolvimento: Luiz Carlos Dourado

EDITORA SENAC SÃO PAULO
Conselho Editorial: Luiz Francisco de A. Salgado
Luiz Carlos Dourado
Darcio Sayad Maia
Lucila Mara Sbrana Sciotti
Jeane Passos de Souza

Gerente/Publisher: Jeane Passos de Souza (jpassos@sp.senac.br)

Coordenação Editorial: Márcia Cavalheiro Rodrigues de Almeida (mcavalhe@sp.senac.br)
Comercial: Marcelo Nogueira da Silva (marcelo.msilva@sp.senac.br)
Administrativo: Luís Américo Tousi Botelho (luis.tbotelho@sp.senac.br)

Edição de Texto: Ivone P. B. Groenitz
Preparação de Texto: Karinna A. C. Taddeo
Revisão Técnica: Patrícia L. Campos-Ferraz
Revisão de Texto: Gabriela Adami (coord.)
e Carolina Hidalgo
Editoração Eletrônica: Manuela Ribeiro
Editor de Projeto: Susannah Steel
Designer: Katherine Case
Ilustração: Nick Radford & Katherine Case
Impresso na China

Dados Internacionais de Catalogação na Publicação (CIP)
(Jeane Passos de Souza – CRB 8ª/6189)

Tomlinson, Max
Elimine a gordura localizada: vá direto ao ponto / Max Tomlinson.
– São Paulo: Editora Senac São Paulo, 2016.

Índice remissivo.
ISBN 978-85-396-1035-8

1. Nutrição: Doenças metabólicas 2. Nutrição e Dietética 3. Nutrição: Sistema digestório: Metabolismo I. Título.

16-362s   CDD-613.26
                                 616.39
            BISAC HEA006000
                       HEA017000

Índice para catálogo sistemático.
1. Nutrição: Doenças metabólicas   616.39
2. Nutrição: Sistema digestório: Metabolismo   612.39
3. Nutrição e Dietética   613.26

Traduzido do título original *Target Your Fat Spots: How to Banish Your Bulges*
Copyright do texto © Max Tomlinson, 2011
Exercícios © Paul Hanson, 2011
Ilustrações © Nick Radford, 2011
Design e projeto gráfico © Quadrille Publishing Limited
Originalmente publicado em 2011 por Quadrille Publishing Limited
Pentagon House 52-54 – Southwork Street– Londres SE1 1UN